6歲前，關閉孩子的過敏基因

中醫兒科名醫的獨門秘訣

顏宏融 著

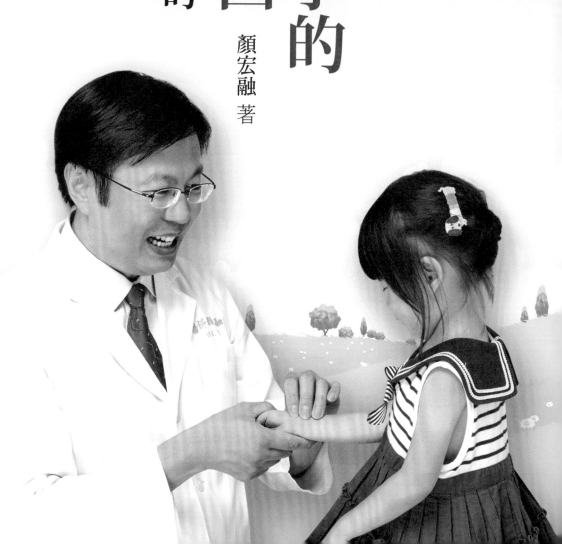

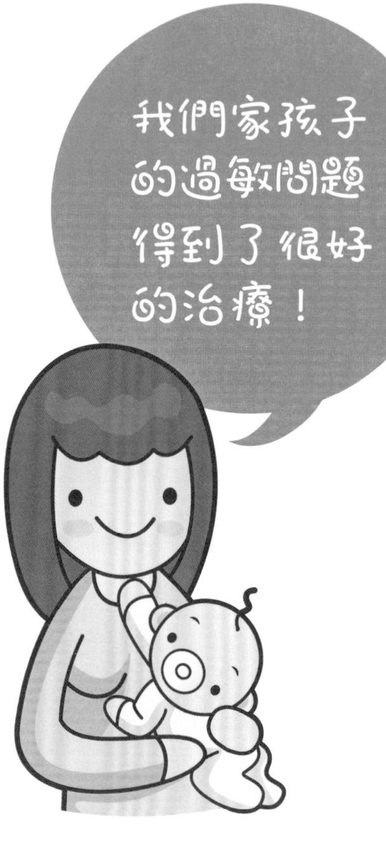
我們家孩子
的過敏問題，
得到了很好
的治療！

他十分親切、有耐心！
把小病人都當自己的親人看

親職教育作家 張美蘭（小熊媽）

來說說認識顏醫師的故事，那是我家從美國返台定居後的事情。

老大小熊哥當時八歲，之前在美國時，就因爲花粉過敏而鼻子一直不通，各種西藥都試過，只能治標。我在美國就常想：「哪天兒子能用鼻子呼吸，應該是我最快樂的一天了！」

想不到回台灣後，鼻病沒好，還多了一樣「異位性皮膚炎」！尤其是台灣夏天天氣濕熱，流汗多，加上住在山上，草叢多，蚊子更多，小熊被叮咬後的傷口因爲體質關係，奇癢難當，常常是才結痂又被抓破、感染、結痂又抓破！舊傷未好新傷又增，手腳常抓得慘不忍睹，早上起床，床單血跡斑斑是常事，身爲母親，看了心裡很難過……各種西藥已經快試完了，決定改試試中醫。

當時努力在網站上查詢，查到一位中醫師：顏宏融，專業背景寫的是「專門看兒童氣喘、過敏、異位性皮膚炎。」可是掛號看診的人並不多，心中其實有些遲疑，結果證明，「這是上天給的幸運！」

原來顏醫師是三年前長庚總院派去美國做研究，當時剛返國看診，所以固定病患不多。這三年他在美國最知名的醫學機構「約翰．霍普金斯大學」研究西方免疫調控治療，並且應用在中醫兒科門診的疾病治療。更重要的是「他十分親切、有耐心！」

以前在美國看小兒科醫生，醫生總不急著先問診，而是與小熊們閒

話家常，每次看病不會三言兩語帶過，而是細細解釋病因與治療的可能方法。當然美國醫生看的病人數目比台灣醫生少很多，「一個早上不超過10個，確保醫療品質。」相較台灣，比較知名的醫師每天要看80～100多個病人?!個人認爲這簡直是「不人道」，不論是對病人或是對醫師，都太超過了。

在台灣看病因時間有限，多半是由助理輸入電腦資料，包括開藥及症狀，看病時間常常不超過10分鐘。可是顏醫師很不一樣，一開始，他先與小熊談學校足球隊的事情，還十分仔細地檢查他身上各部位傷口、左右手都有把脈，並且把藥方重新依據小熊的症狀，每個成分由他在電腦上逐一調整。

此外，他也特別開立了泡澡用的漢藥材，仔細寫下熬煮的步驟，要我回家熬藥，把湯汁加入洗澡水，讓小熊連六天泡藥浴20分鐘！

我還向他請教寒性食物與熱性食物的烹調方法，他很和善又很有耐性地向我解釋：「寒性的食物不是不能吃，如果加上熱性的薑片去炒，可以中和寒氣。此外小小熊雖有氣喘，西瓜退冰後慢慢咀嚼，也是可以吃的！」

他還開立了中藥的藥膏：苦參膏，給小熊抹身體，取代以前我家常用的類固醇藥膏。小熊回家試過以後，說擦了感覺很舒服。

那天晚上，小熊很開心地去做中藥浴，他說：「好香，感覺很像《神隱少女》裡泡藥浴的龍王爺爺！」當晚，小熊果然一覺睡得很安穩，沒有再一直因爲奇癢而起來了。

這之後，小熊因顏醫師的關係，過敏有了大幅改善；我們心中一直對他抱著感激。如今，看了這本書的自序，才更了解顏醫師的看病哲學：「他把小病人，都當作自己的親人，用這個態度來想辦法幫忙他們！」我想，這不正是「仁醫」的最佳典範嗎？

本書最可貴的，實用且深入淺出的講解，讓人很容易走入深奧的中醫世界。顏醫師學貫中西，觸類旁通；當我看到最後一章常見Q &A時，總有恍然大悟與拍案叫絕的感受！

當年小熊回台後，異位性皮膚炎突然超嚴重，在書中有了解答：

「現代的孩童有太多機會接觸到零食類食物，像是炸雞、薯條、巧克力、洋芋片、飲料、糖果、餅乾……等等，往往是加工過度的食物。當中隱含了許多對身體不好的食用色素、調味劑、防腐劑……等等，經常含有好幾種人工添加物。」

「在法規上，這些食品添加物都是可合法食用的，但是所謂的合法，是以『短期內不會有明顯立即的毒性危害』作爲法定標準，並不一定是眞的安全，吃多了還是會在人體內累積、無法代謝，不論小孩、大人都應該少吃。對於孩童的影響更是不容小覷。我是不贊成給小朋友吃太多零食的！」

原來回台後，我家受不了坊間美食的誘惑，餐餐外食，結果讓孩子過敏到不可思議的程度！現在我都改回自己煮三餐（在美國就是如此），只吃「食物」、不吃太多「加工食品」，這都要感謝顏醫師在看診時的細心指導與建議。

這本好書的出現，相信一定能嘉惠更多有過敏困擾的孩子與家長，我家就是受惠的最好例證。感謝顏醫師！

來自四面八方，過敏兒家長的推薦分享

媽媽是紅斑性狼瘡，小孩早產出生，體弱且過敏體質，常因感冒進出病房。四歲改看中醫，在顏宏融醫師中西醫背景細心調理下，身子慢慢健壯。到孩子七歲生長曲線從30%追到50%，讓媽媽安心很多。媽媽的免疫疾病也讓顏醫師調理，非常感謝顏宏融醫師的照顧。

——吳先生

初次懷著忐忑的心，抱著未滿週歲、氣喘吁吁的兒子走進診間，看見一個脖子上掛著聽診器、臉上帶著笑容、細心把脈的醫師，沒錯，他就是兒子的救命恩人顏宏融醫師。

三伏貼、氣喘、過敏、藥膳食補……腸胃調理中西全能，「生得差，養得讚」，如今沒人相信我家兒子是極低體重的早產兒，能遇到顏宏融醫師眞是福氣！

——鈞安媽咪

是什麼樣的一位醫生值得讓小病患與家長願意等待他三年時間進修後，繼續回到診間報到？又在醫師轉換新環境後，讓家長努力從茫茫網海中搜尋醫師的看診地點呢？這位就是我們所認識的顏醫師。感謝他的好耐心，仁心仁術的對待小病患的難纏過敏病症，也陪伴著孩子轉骨長成挺立的大男孩。顏醫師謝謝你！

——謝小姐

我的大兒子六歲前日日飽受過敏性鼻炎之苦，小女兒異位性皮膚炎，手腳常抓到破皮流血。所幸顏醫師細心調理，一個月後症狀都得到控制，雖然須從桃園往返台北求診，但是能看到孩子們恢復應有的笑容，健康活潑，眞是再幸福不過。

——**郭太太**

我是雙寶都氣喘的媽媽，同時也是營養師和資深兒科護理師，歷經一年西藥控制，氣喘兒反覆發作的煎熬，直到遇到顏醫師，開啓我的中醫育兒之道。

——**楊小姐**

住在潮濕氣候的桃園，過敏似乎是家中小孩從小就無法擺脫的困擾。在偶然機緣下，求診顏醫師三年多來，困擾我多年的頭痛症狀似乎不像以前那麼頻繁。女兒原本容易暈眩的毛病，也在顏醫師每個月的中藥調理下改善了很多，原本不看好的身高也因體質調理好了，出乎意料的長到167公分高（今年升高一），在此特別感謝顏醫師的仁心醫術。

——**洪先生**

六年前，兩歲的Anya總是咳個不停，作爲兒科護士的我不僅三天兩頭跑醫院也累壞了自己，直到遇到顏醫師，才眞正開啓治療之路。經過顏醫師的診治，Anya過敏性氣喘的病況年趨穩定，終於不用勤跑醫院。定期的中醫門診追蹤，也讓我學到如何以中醫的「望、聞、問、切」及西醫所學來的方法評估孩子的狀況。在現今醫療進步下，中醫仍是最深且難以探測的一門學問，本書結合了西醫的治療對策，相信能爲過敏兒的家長們指引光明！

——**黃小姐**

給父母的，
整合中西醫學的過敏兒居家照護知識

「如果這是我的孩子，我要怎麼幫助他？」這是我看診的時候常常在思考的。

大學的時候，開始學西醫臨床學科的我對於中醫感到困惑，寫信給當時學校的董事長陳立夫資政。收到他的回信，告訴當時還是學生的我：「中藥，經吾祖先恙心研究用以治十餘億同胞之疾病而有效者，吾人應用現代科學方法予以證實，不可因自己不懂而棄之也。」我把它裱框起來，掛在辦公室裡，提醒自己不忘初衷，後來，一路在醫學中心完成中西醫兒科訓練、博士學位，還到美國進行科學研究。

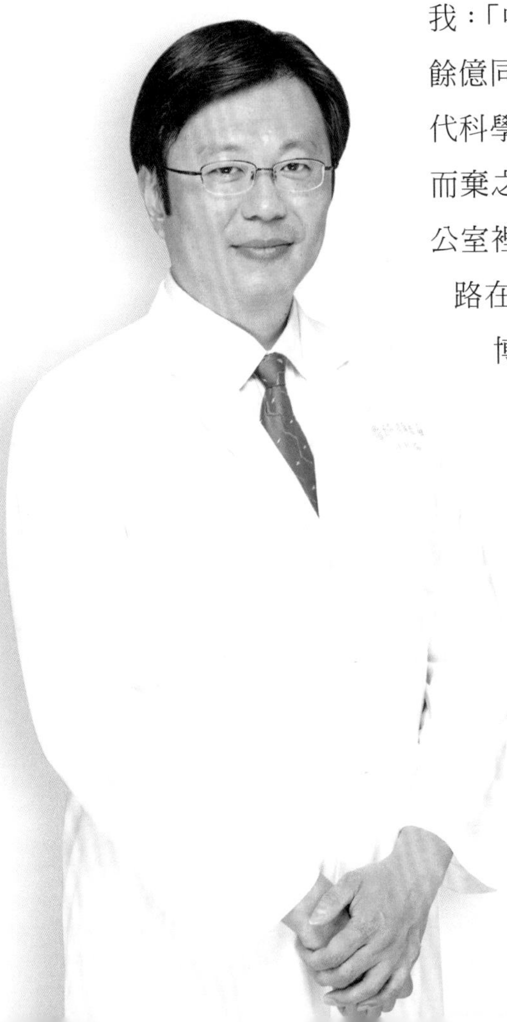

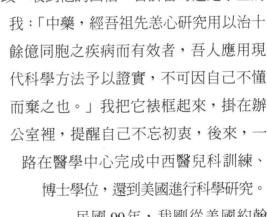

民國99年，我剛從美國約翰霍普金斯大學完成三年的免疫學研究訓練，回到台灣後，到病房跟著西醫小兒科恩師林奏延教授查房。

在老師的身上學習到的不只是西醫的小兒科知識，還有更多的是看病的態度，每天公務繁忙的老師，早晚兩次的查房，把小小病患當作是自己的孩子或孫子看待，做出對病患最好的臨床判斷和選擇，讓許多家長得以放心地把小孩子交到老師手上治療。

民國102年，我帶著幾個兒科醫師搭機到四川成都，拜訪曾經來台講學的成都中醫藥大學中醫兒科李秀亮教授。李教授對病患視病猶親，我常看到她接到打來詢問病情的電話，在電話裡仔細交代家長中藥煎煮服用的方式。最近收到李教授寄來她在大陸出版的書，還殷切提醒我：「中醫的生命在於臨床，要勤於臨床，躬身實踐。」

我的中西醫兒科啓蒙，不管是西醫小兒科或是中醫兒科的教授，我在他們身上都看到身爲兒科醫師對小小病患的愛心、細心與耐心。

臨床上，常常覺得中醫、西醫各有擅長，但是整合不易。家長缺少一個能夠提供中西醫整合照護的知識平台，坊間的中醫保健書籍，好像也缺少了那麼一塊整合中西醫育兒知識的資料。台灣專門從事中醫兒科醫療的醫師也不多，於是我興起在報章雜誌撰寫兒科專欄衛教文章的想法，開始在《親子天下》《育兒生活》《嬰兒與母親》《康健》雜誌等平面或是網路媒體，接受採訪或撰寫專欄文章。這次有機會出版第一本給家長看的中醫衛教書，雖然我還未及兩位恩師一樣的歷練與經驗，但仍期許自己可以把他們教導我的知識，加上我在臨床實踐的經驗與科學研究的驗證，整合中西醫育兒照護知識，提供給家長參考，盼望每個孩子都能健康的成長。

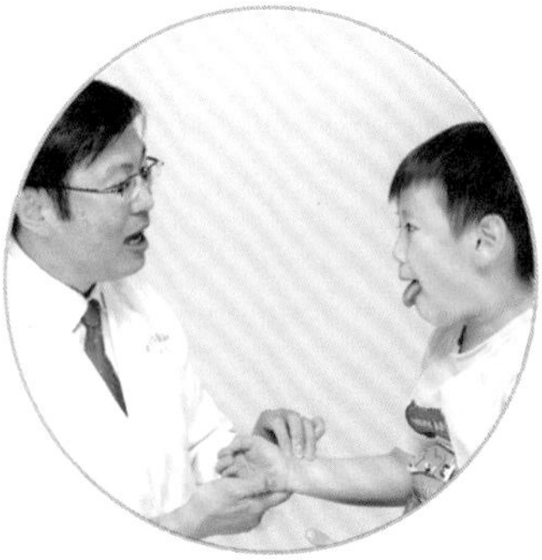

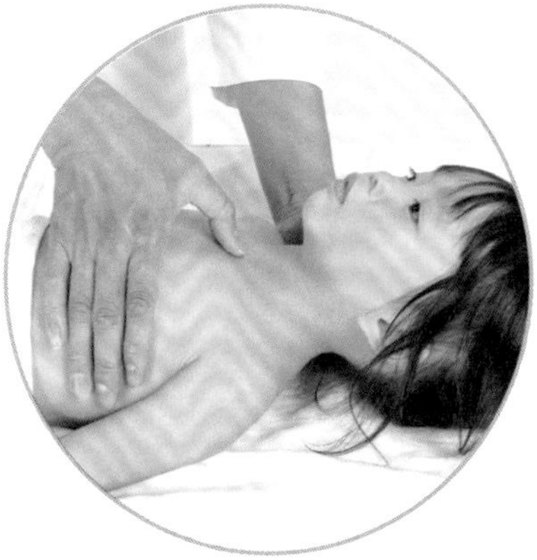

第 2 章

中醫療法，關閉孩子的過敏基因

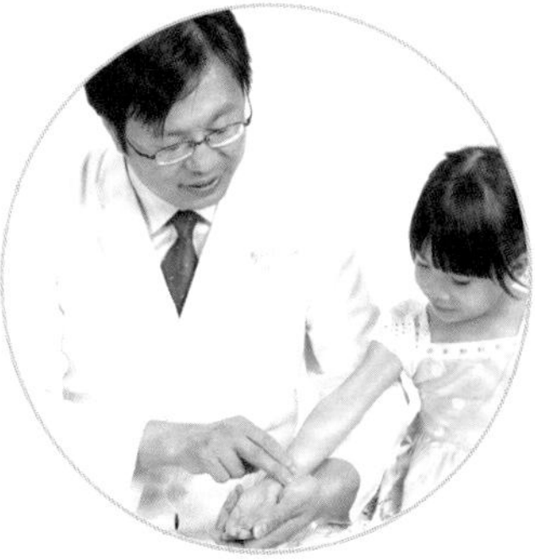

第 3 章

啟動自癒力的親子時間！按摩和藥浴

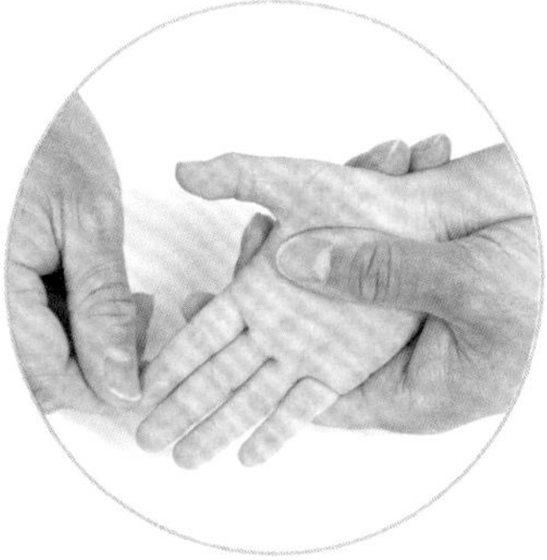

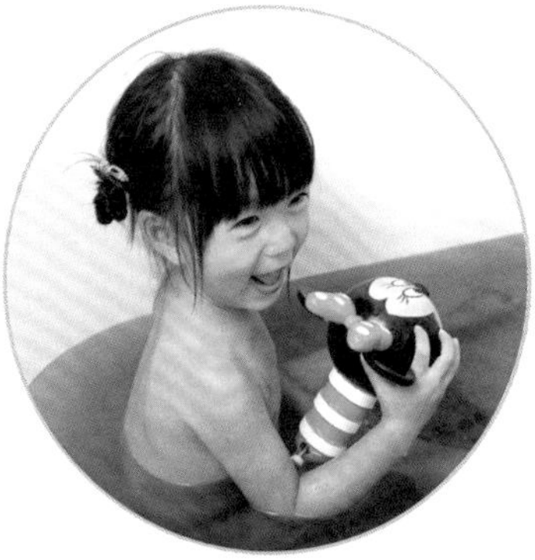

第 4 章

過敏兒童的理想飲食

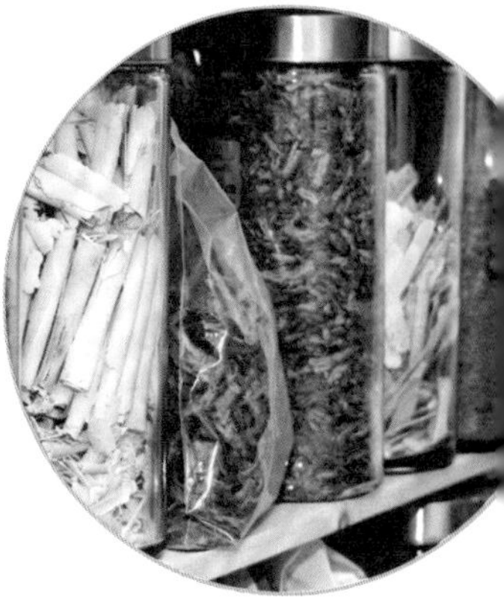

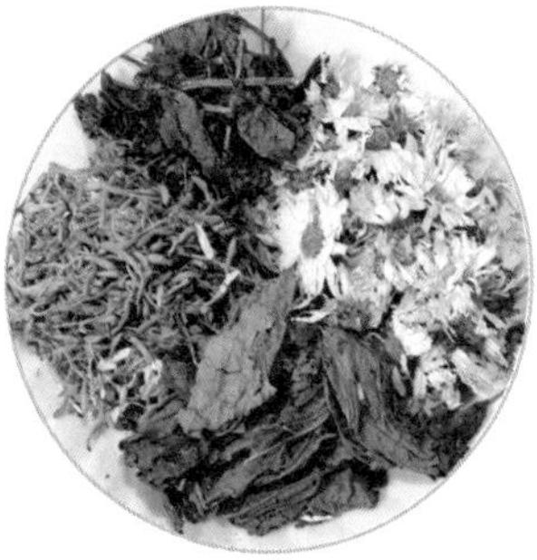

第 5 章

中醫兒科常見的Q & A

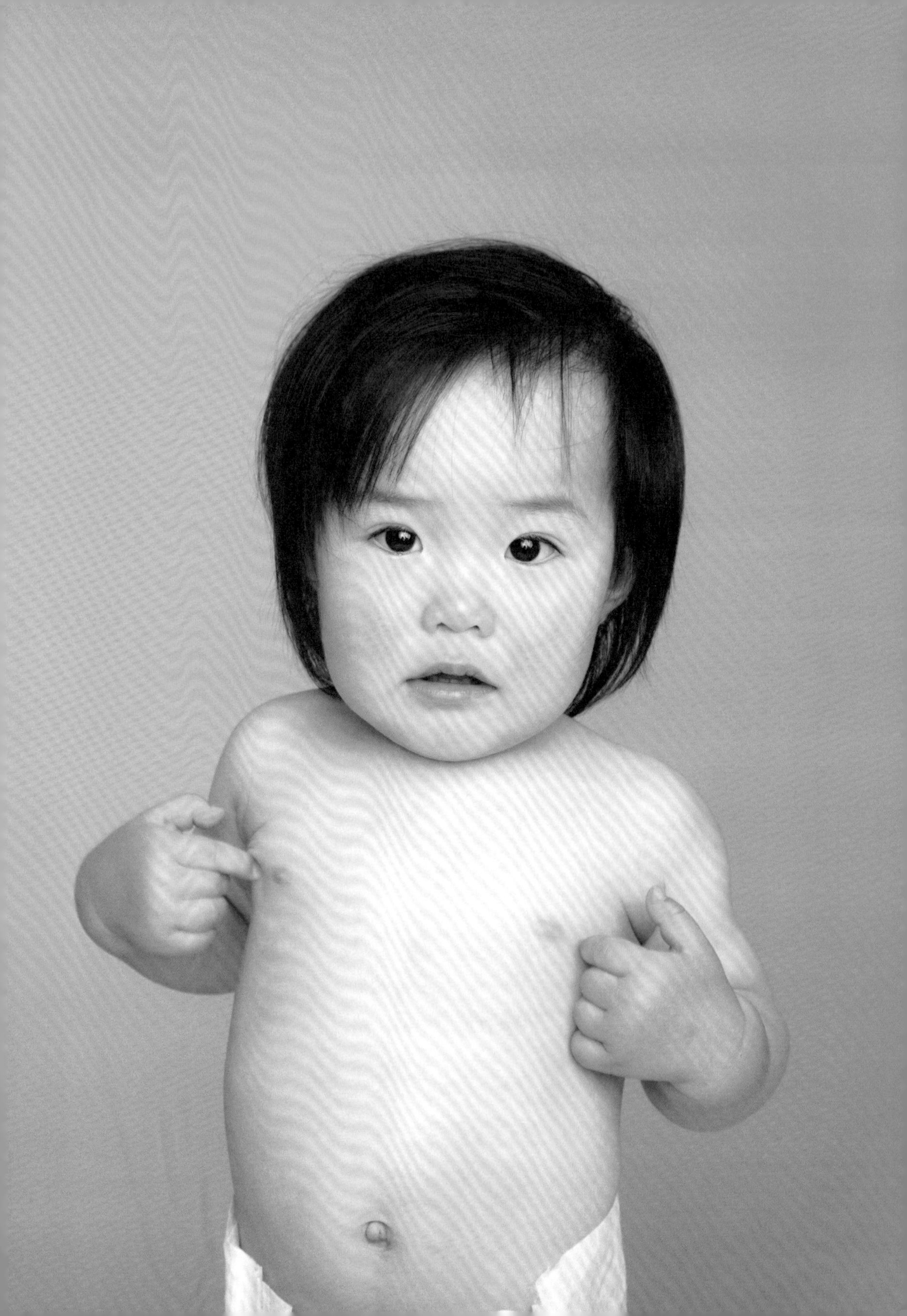

第1章

怎麼知道寶寶
是不是過敏發作？

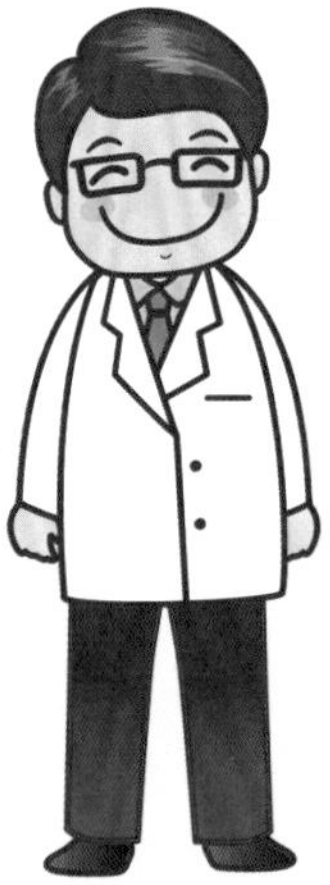

在我過去服務的林口長庚醫院或是現在的中國醫藥大學附設醫院中醫門診當中，家長帶來看診的孩子，有將近一半以上都是因為過敏。對許多家長來說，兒童過敏是很常見，卻又讓人搞不太清楚的病症。尤其每年春天或秋天的季節交替之際，小朋友很常因為鼻涕流不停、咳嗽不斷，被診斷為過敏發作，並且搞得爸爸媽媽心力交瘁。

小朋友的過敏尤以異位性皮膚炎、過敏性鼻炎、氣喘這三個慢性過敏疾病，最需要與病情長期抗戰，可說是最令家長和孩童困擾的。在門診，我常會聽到家長說：「醫師，我的小孩以前皮膚就常又紅又癢的，兩、三歲以後，換成鼻子出問題，每天早上起床會打噴嚏、擤鼻子。最近上了幼稚園，開始會咳嗽咳到出現氣喘的症狀。」

如果您的孩子，也有這種接二連三的過敏現象，請您務必參閱本書的內容，了解過敏的形成原因和治療方式，及早關閉孩子的過敏基因，有效控制過敏發作。

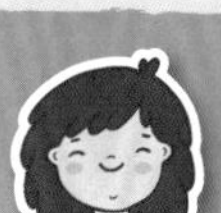

中醫怎麼進行過敏的治療呢？

很多人一想到中醫，就直覺想說「中醫＝吃中藥」。事實上並非如此！

中醫有很多調養身體方法，我們的老祖宗就用「一針、二灸、三用藥」來說明治病的順序：

⊙「針」指的不只是用針往身體裡頭扎，還包括穴位的按摩。

⊙「灸」則是用溫熱的方法，像是使用艾條、三伏貼敷貼……等等。

⊙「藥」最後才是口服中藥，或是外用的藥膏、藥浴等，都含在「用藥」的範疇。

為什麼中醫會把「針」放在第一位？

首先大家要先有一個概念，就是人體的經絡、穴位和器官息息相關，而且都與過敏有關。

人體的經絡，就像是緊密分布的網路一樣，遍布全身，身體的每一條經絡剛好都有其對應的五臟六腑，中醫便把經絡命名爲大腸經、胃經、膽經……等。而經絡上面有很多穴位，每一個穴位都可以治療內臟的某個疾病。非常神奇吧！

一旦身體有病痛，中醫會先用「針」幫助身體的氣血運行順暢，如果還是不通，再用灸、藥使氣血順暢。

舉例來說，大家應該都曾有過脖子僵硬的經驗，輕微一點的，只要按摩肩膀、頸後的穴位，就可以緩解症狀，這就是簡單地用「針」的手法來治療

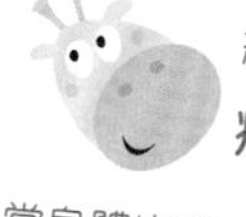

給爸爸媽媽的小叮嚀：

病痛，是循環不良的表現

當身體出現病痛，古時候的中醫會用「氣血不榮」或者「氣血不通」來形容。

換成現代的說法：「不榮」就是不營養、不滋潤，「不通」則是不通暢，比如循環不佳。

病症的例子。

人體的氣血不能光是只有「通」，還要攜帶足夠的養分，去滋養身體的臟腑。如果臟腑沒有獲得足夠的滋養，就會反應在不同器官的疾病上，例如：肺沒有得到足夠的免疫力保護，就容易出現感冒、咳嗽、鼻子過敏、氣喘等症狀。脾沒有獲得充足的養分滋養，肌肉不夠強健，身體容易有皮膚濕疹……等等。

中醫所能做的，就是循序漸進利用「針」「灸」「藥」三種層次的治療法，幫助人體氣血通暢、把養分不足的某個臟腑滋養起來、把蓄積在某個臟腑的過多毒素清除掉，讓身體達到「平衡」的狀態，治病就簡單多了。

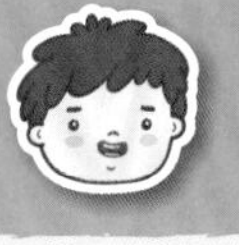

過敏是因為身體的臟腑生病了！

前面提到，身體的臟腑如果沒有得到來自氣血的足夠滋養，會造成生病現象。特別是有慢性過敏疾病的小朋友，臟腑的功能肯定出了問題！

中醫認為「肝主筋，心主脈，脾主肉，肺主皮毛，腎主骨」，精闢地說明了身體最重要的五個臟器，掌管了全身健康與否。

- ⊙「肝」掌管神經系統與筋，筋包括韌帶、肌腱等，筋的生理功能的維持需仰賴肝血的滋養。
- ⊙「心」掌管循環系統與血脈，還包括血脈的循環以及心神情智。

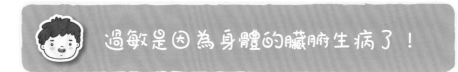

⊙「脾」掌管了消化系統與肌肉，體型的胖瘦和脾胃有很大關係。
⊙「肺」掌管呼吸道系統與皮毛，皮毛指的是身體表面所有的皮膚、黏膜。
⊙「腎」掌管骨骼，還有泌尿系統、生殖系統、內分泌系統。

比方說腎臟不好的人，骨頭就不會強壯，很多早產兒先天腎氣不足，所以全身骨架瘦瘦小小的。而後天脾胃不好的小朋友，吃東西的胃口差，自然不會長肉。

兒童過敏多半與肝、肺、脾的機能缺損有關

五臟所掌管的疾病中，與小朋友過敏關係最密切的，就屬「肝」「肺」「脾」這三個臟器所掌管的機能。

先來說說肝，中醫所說的「肝」是一個需要升發、伸展的臟器，協助中醫所說的「氣機」，也就是氣的運行。如果氣機悶住了，就會產生「肝氣鬱結」的現象，肝會受損，導致脾氣暴躁、代謝出問題等。

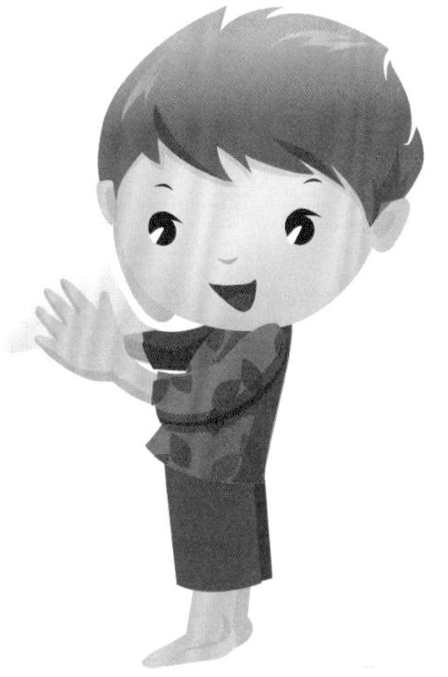

肝還有「藏血」的功能，我們常常聽到「肝血」兩字，就是指肝可以幫忙儲存血液，進而滋潤全身。

如果身體沒有肝血的滋潤，身體就會枯竭。例如：有些人的臉色看起來白或是蠟黃，很有可能是肝不好。有些人指甲顏色不夠紅潤、容易剝落，或是晚上睡覺腳會抽筋，也是肝血無法滋潤到身體末端的最好證明。

有些小朋友長期有呼吸道問題，甚至常會不自覺地揉眼睛、擦鼻子，才感覺比較舒服點。中醫認為，這是外來的「風邪」影響肺（呼吸道系統）和肝（神經系統），呼吸道裡的神經系統感覺到異樣，於是出現打噴嚏的症狀。

更嚴重的小朋友還會有反覆擠眉弄眼、清喉嚨、眨眼睛等症狀，這是除了肺、呼吸道系統以外，更進一步造成肝、神經系統的損傷，除了過敏，還夾雜有「風」的狀況跑出來。中醫以「肝風內動」來形容肝血沒有辦法滋潤到筋、肌肉、韌帶、肌腱，所以會出現身體局部抽動的現象，這些抽動就好像風吹過一樣。

皮膚過敏的小朋友，肝也是不好的。因為與肝有關的身體經絡，除了熱邪，還很容易跑進濕氣，讓肝變得又濕又熱，當肝經有濕熱的時候，皮膚除了紅紅燙燙的，也有不少滲出物跑出來。特別是異位性皮膚炎，除了肝不好之外，脾、肺、心也有

給爸爸媽媽的小叮嚀：

用溫熱毛巾摀鼻子，可緩和過敏症狀

中醫把侵犯人體健康的外界環境因素分成「風、寒、暑、濕、燥、火」等外邪，引發感冒或是過敏症狀的就屬於「風邪」。

如果您家的過敏孩子，有揉眼睛、擤鼻子的習慣，建議可在早上起床、氣溫較低時，用一條溫熱的毛巾摀住鼻子幾分鐘，讓鼻子溫暖一些，幫助「風邪」疏散掉。

受損的情況，不只皮膚抓得又紅又癢，睡眠也不安穩，情緒也容易暴躁。每次看到因為這樣來就診的小朋友，總讓我非常心疼。

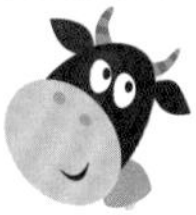

給爸爸媽媽的小叮嚀：

異位性皮膚炎與肺、肝、脾、心息息相關

許多疾病不只和一個臟腑有關係，例如：氣喘、過敏性鼻炎、呼吸道疾病關聯的器官有：肺、脾、肝、腎。
異位性皮膚炎關聯的器官有：肺、肝、脾、心。

五臟掌管的部位及常見疾病

五臟	掌管部位	兒童可能表現的病症
肝	筋（神經系統、韌帶、肌腱）	妥瑞氏症、過動症、異位性皮膚炎
心	脈（循環系統、血液、神智狀態）	夜啼、注意力不集中、手腳冰冷、異位性皮膚炎
脾	肉（消化系統、腸胃、肌肉）	肌肉瘦弱、胃口差、腹瀉、便秘、異位性皮膚炎
肺	皮毛（呼吸道系統、皮膚、黏膜）	感冒、咳嗽、肺炎、過敏性鼻炎、氣喘、異位性皮膚炎
腎	骨（骨骼、泌尿系統、生殖系統、內分泌系統）	生長遲緩、骨骼不健壯、尿床、慢性腎病、性早熟

中醫不看病?! 那要看什麼呢?

在治療過敏時，如果只是把眼前看到的症狀壓下來，還是會再從體內不斷重覆地發作，而且可能一次比一次更嚴重。所以中醫治療過敏，會依照每個人不同的體質及問題，以「一針、二灸、三用藥」的順序，量身訂作療程，最終目標是把五臟六腑調整到平衡的狀態，過敏的問題就能自然根治。

在爲每個第一次前來就診的病患看診前，我一定會花時間了解病患的「證型」，再深入分析病人原本的「體質」，而不是針對不舒服的「症狀」直接開藥。

什麼是「證型」?

證型：先天體質＋外來影響＝呈現出不同病症。

證型指的是，當人生病的時候，身體本來的體質，加上外來的因素，例如天氣冷熱、過敏原、飲食……等，中醫稱之爲風、寒、暑、濕、燥、火等外邪。每個人會表現出不同的反應。

即使是同一種病，在不同體質病人身上發作，中醫的治療方法和開立的藥方，很可能是完全不同的。

四個基本看診步驟：「望、聞、問、切」

每次家長帶小朋友來門診，我一定會做的四項基本看診步驟，叫作「望、聞、問、切」，其中最重要的是「望」。建議家長可以參考以下的說明，自己在家做基本判斷，查探孩子有沒有生病。

「望」的重點要看什麼呢？

通常，在「望」的第一階段，就可以簡單判斷小朋友的體質是偏「虛」或是偏「實」。

首先仔細觀察小朋友的神色形態好不好？有沒有精神？氣色是否紅潤？外型瘦還是胖？走路的步態是否有氣無力？活動力好不好？

接著，再看看小朋友的皮膚、嘴巴和眼睛。

⊙ 皮膚有沒有局部紅紅的？有的話，可能是皮膚過敏了。

⊙ 嘴唇有沒有光澤？如果顏色偏淡，可能就是體質「虛寒」了。

⊙ 眼睛下緣有沒有黑眼圈？如果有的話，可能是鼻子過敏已經一段時間了。

⊙ 有流鼻水嗎？如果小朋友的鼻涕是清清水水的、痰稀稀的，比較像是「虛寒」的表現。若鼻涕或痰是黏黏稠稠的黃色狀，就很可能是偏「熱」。

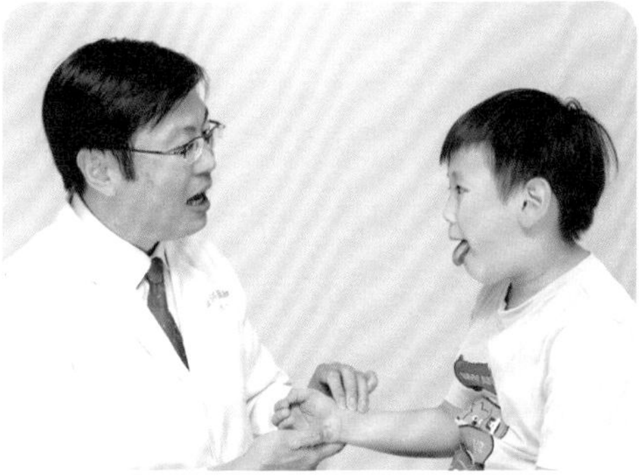

在第二階段的「望」，我會請小朋友伸出舌頭。

正常的舌頭，舌體顏色應該是紅潤的，上面有一層薄薄的白色舌苔。如果體內虛寒的小朋友，舌體的顏色不紅潤，舌頭上面的舌苔往往是白色的，而且舌體比較胖，在舌頭的邊緣有很多與牙齒接觸的齒痕。如果舌苔不僅白，還很厚一層，代表不僅是虛寒，連脾胃功能也變差，濕氣都跑出來了。

實熱體質的小朋友，舌頭伸出來看到舌體會非常的紅。如果舌苔是黃黃厚厚的一層，那就是身體濕氣，而且發炎（濕熱）得厲害。

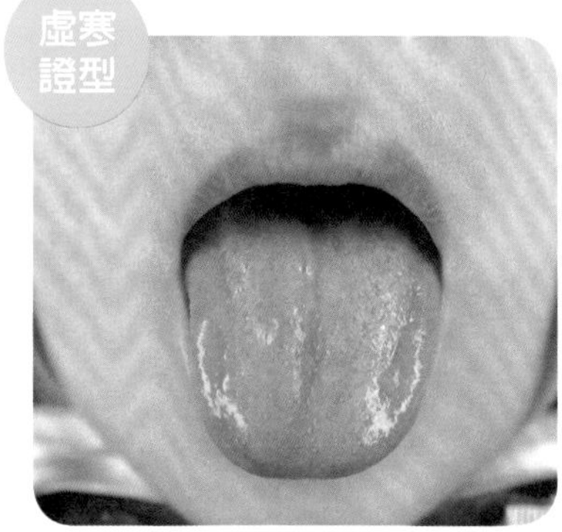

舌體顏色不紅潤，舌苔白白的，而且津液多，常容易出現痰泡沫水狀、鼻水清稀、手腳冰冷，是虛寒的表現。

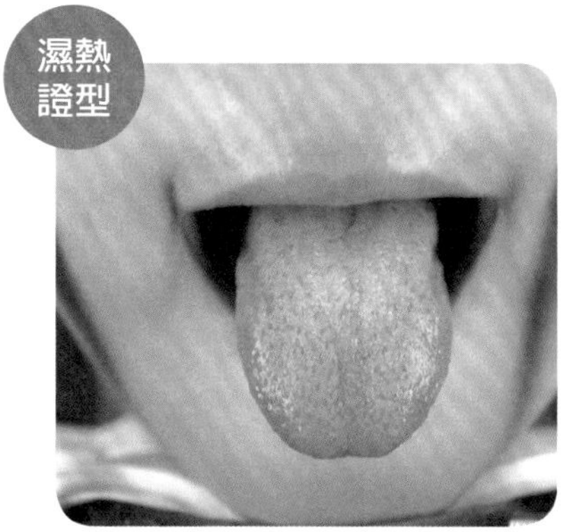

舌體顏色偏紅，舌中間和後面的舌苔偏厚，容易出現痰比較黃、鼻涕偏黃或是皮膚濕疹滲出物多，是濕熱的表現。

「聞」的重點要看什麼呢？

第二個步驟是「聞」。通常在小朋友進入診間前就可以觀察到。透過小朋友與父母的互動，或是哭泣的音調，可以知道他的精神、情志是偏虛還是偏實。此外「聞」也代表著嗅覺，是否有口臭、鼻涕是否有腥臭味，都可以作爲寒熱體質的鑑別。

透過「四診」，可以簡易判別體質偏向「寒」或「熱」

體質	常見的病症
寒	這類體質的人多半感冒很久才會好，面色晄白，不喜歡運動，容易喘。伴隨有以下症狀： 四　肢：手腳摸起來偏冰冷 腸胃道：容易拉肚子、水瀉 泌尿道：小便頻尿、尿床 呼吸道：觀察鼻腔顏色通常偏白，鼻涕清清水水的 舌　頭：舌頭顏色偏蒼白，舌苔白，有齒痕
熱	這類體質的人多半外觀疹子多，面色偏紅，經常容易冒汗。伴隨有以下症狀： 四　肢：手腳溫熱 腸胃道：大便乾燥 泌尿道：小便短少、顏色較深 呼吸道：痰呈黃色坨狀，鼻涕黏黏稠稠的 舌　頭：舌頭紅，舌苔黃

「問」的重點要看什麼呢？

第三個步驟是「問」，請小朋友和家長說出不舒服的地方。有些小朋友的主要照顧者是爺爺奶奶或是保母，如果可以的話，請主要照顧者一同前來看診，或是提供更多小朋友的平日狀況，讓醫生有更多的診斷參考。

「切」的重點要看什麼呢？

第四個步驟是「切」，切診最常見的方式就是把脈，家長很難透過把脈來了解病況，在這兒就不詳述了。但是切診除了把脈，還可以觸診檢查，家長最常做的切診檢查就是小朋友感冒發燒，用手背去感受小朋友額頭的溫度是高是低，並以此來判斷體內熱的程度。

此外，患有異位性皮膚炎的小朋友，若用手背觸診皮膚病灶，皮膚很燙的話，往往熱邪旺盛；皮膚粗糙的，則夾有燥邪；皮膚濕濕黏黏的，往往濕邪氾濫。

在診斷小朋友的腹痛時，我也會做切診檢查腹部疼痛的部位，按了會比較舒服的往往偏虛證的多，按了疼痛加劇的多半是實證型。

小朋友常見的五種體質

藉由「望、聞、問、切」四步驟，可以判斷出小朋友目前的體質是偏向哪一型。

體質平和型

外觀：不常感冒或生病。精神活力好、面色淡紅潤澤、情緒穩定、皮膚不乾燥不濕黏、四肢溫暖，白天未活動時不容易出汗，夜間睡覺時不會盜汗。

食欲和消化：食欲好，食量依年齡循序增加。大便時表情不費力、不脹紅也不哭泣，且大便質不硬或稀軟，味道也不腥臭。

睡眠：睡眠安穩、不易哭鬧或翻來覆去。

體質偏虛寒型

外觀：容易有呼吸道系統問題或感冒。精神活動力較差、面色偏白或淡黃、情緒起伏較小、皮膚不潤澤、四肢手腳容易冰冷、稍活動就會出汗。

食欲和消化：食欲正常或稍差，食量較小。大便秘結或稀軟。

睡眠：睡眠時好時壞。

體質偏濕型

外觀：容易有消化系統問題，或因天氣變化或飲食引起濕疹。精神活力正常或較差、面色偏黃、頭皮容易有汙垢脫屑成塊、情緒溫和、皮膚濕黏、四肢膚溫易有手汗或腳汗。

食欲和消化：食欲正常或稍差、食量正常或較小。大便軟黏水分較多。

睡眠：睡眠尚可。

體質偏虛熱型

外觀：容易有免疫系統疾病，或因身體缺乏滋潤，身體熱烘烘的卻又很乾燥，常便秘。精神活力正常、面頰潮紅、情緒起伏較大，容易煩躁、皮膚乾燥、手足心偏熱、夜間容易盜汗。

食欲和消化：食欲正常或稍差、食量正常或較小。大便偏乾燥或顆粒狀。

睡眠：睡眠不安穩、容易煩躁哭鬧、翻來覆去、夜間盜汗。

體質偏實熱型

外觀：有口臭、口瘡、舌瘡，或皮膚長痘疹膿皰、感冒時容易發燒。精神活力好、面色紅潤、唇色紅、情緒起伏大，容易躁動發脾氣、怕熱、皮膚乾燥、四肢溫熱。

食欲和消化：食欲正常或稍差、食量大或正常。

睡眠：睡眠不安穩、容易踢被哭鬧。

中醫的治療講究個人化治療，因人而異、因時而異、因地而異，所以判斷每個小朋友的體質非常重要。雖然根據不同的分類法，人的體質可以分成好幾種，最常見的是九種體質的區分法，但是小朋友的體質尤以上述五種最爲常見，話雖如此，也不表示您家孩子就永遠都是同一種體質！

小孩的體質很容易受外邪影響而改變

人的體質有分先天和後天因素，先天因素是爸媽給予的，後天因素則有很多，只要是會從外面侵犯身體的，中醫都認爲是「外邪」，外邪有「風、寒、暑、濕、燥、火」，全部都會影響到身體氣血的運行。

小朋友身體比較嬌嫩，比大人更容易受到這些外邪的影響，體質會馬上出現變化。

舉例來說，小朋友會突然發高燒，但往往不到半天，體溫就可以降回來，回復到活蹦亂跳的狀態；或是受到腸病毒感染，剛開始發燒出疹子，甚至心跳快、血壓偏高，一旦免疫力抵抗不住，突然會變得很虛弱、血壓偏低、手腳冰冷。這都是體質很容易受到外邪影響的最好證明。

如果小朋友的體內長期失衡，體質就會長期偏向某一類。像是有慢性過敏性鼻炎、氣喘的小朋友，往往偏向「虛寒型」的體質，嚴重一點還夾雜「濕」的體質；有異位性皮膚炎的小朋友，多數是「熱型」的體質。一定要透過調養，努力讓身體回復到最好的「平和型」體質。

中醫與西醫並用，抗過敏效果更好

在我的門診當中，有不少小病患曾有接受西醫或是合併西醫治療的經驗。西醫治療過敏的方法，較常見的是使用抗組織胺（希普利敏、驅特異、勝克敏、驅異樂等）、氣管擴張劑（適喘寧、滅喘淨、備勞喘等）、去鼻充血劑（鼻福等），還有各式各樣的吸入型類固醇（可滅喘、輔舒酮、帝舒滿等）、外用型類固醇（皚膚美得、克廷膚）與口服類固醇（必爾生等），以及非類固醇的發炎調節劑（欣流、醫立妥、普特皮）等。

利用西藥救急，緩和痛苦、不適

舉異位性皮膚炎的例子來說，曾有小患者的家長跟說我：「以前只要擦輕微的類固醇，隔天皮膚就不紅、不癢了。但是現在藥擦了三、四天，皮膚依舊癢得不了，小朋友忍不住癢，總是抓得渾身是血。」

爲什麼會這樣呢？

類固醇分成七個等級，又簡化爲四種有效度，依序是弱效、中效、強效、超強效。通常醫師會先開立弱效或中效的藥膏，尤其是嬰幼兒臉上皮膚薄，吸收效果好，更需謹慎使用。適當地使用可迅速緩解症狀，長期濫用則會造成藥物依賴性，當原本的藥效代謝完之後，

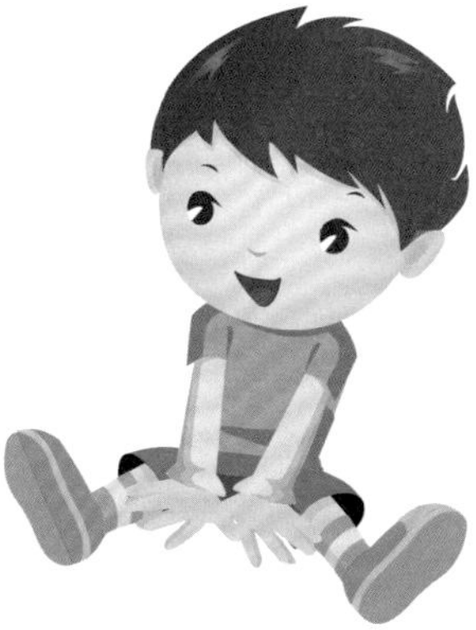

症狀會再次席捲，必須使用更強效的藥，才能緩解不適。甚至會造成皮膚變薄、微血管擴張、皮膚變得多毛，嚴重時還會影響生長發育。

口服的抗組織胺藥物也有類似的情況。當第一線的治療藥物無效時，往往需要加強使用第二線的抗組織胺，或者使用不同種類的抗組織胺。一旦治療效果不好時，可能再加上類固醇或免疫抑制劑，甚至嚴重的氣喘病患需要使用注射型的類固醇，或是嚴重的異位性皮膚炎病患需要使用環孢靈等免疫抑制劑，將體內好的、壞的免疫反應全部壓抑，使身體不會產生發炎現象。但這只能作爲短期使用的緩兵之計，長期使用免疫抑制劑或類固醇，會降低免疫力，容易有黴菌感染或產生其他免疫功能低下的問題，要特別注意。

運用中醫「補強」免疫力，調整體質

再以氣喘爲例，西醫在處理小朋友氣喘，經常使用擴張劑讓氣管通道打開，有時會合併使用類固醇，一方面擴張、一方面消炎，而且類固醇會把身體內好的、壞的免疫反應，統統抑制住。

其實免疫反應有好有壞，如果可以增加好的免疫抵抗力（中醫稱爲「正氣」），減少壞的發炎免疫（中醫稱爲「邪氣」），在「正邪相爭」的過程中，用中醫藥治療重新取得平衡，這樣身體的損傷會比較少。

中醫在治療氣喘上和西醫的看法不太相同。中醫認爲，身體會有本身好的抵抗力，也會有「外邪」（來自外在環境會侵犯身體的壞物質）跑進來。

中醫處理氣喘的方式，會先找出跑到身體裡頭的壞物質是什麼，再想辦法一一解決。如果是寒冷的壞東西（中醫叫作「寒邪」）在體內作祟，就會用溫熱的藥物或灸療讓身體暖和起來；如果是讓身體發熱、發炎的壞物質（中醫叫作「熱邪」），就會用清熱的中藥或刮痧把它驅逐到體外。

看到這邊，家長可能會覺得，那是不是看中醫就好了？

我認爲，對抗過敏疾病，西醫擅長「救急」，中醫則是「補強」的專家。中、西醫各有不同的長處，可以一起併用，來改善小朋友的過敏問題。

舉例來說，小朋友倘若有氣喘，我通常會建議家長，家中要同時備有中藥和西藥。

西藥有快速吸收的優勢，急性氣喘發作起來，不妨趕快透過西醫給予的氣管擴張劑來緩解急症，西藥的成分可以馬上吸入氣管裡面，能立刻解除喘不停的危機。

中藥的藥效需要較久的時間才能在身體裡發揮作用，尤其用喝的湯藥，藥材往往需要花時間準備和熬煮，小朋友如果半夜咳個不停，目前中醫沒有急診，而且也沒有急救型的中藥劑，會來不及解決症狀。

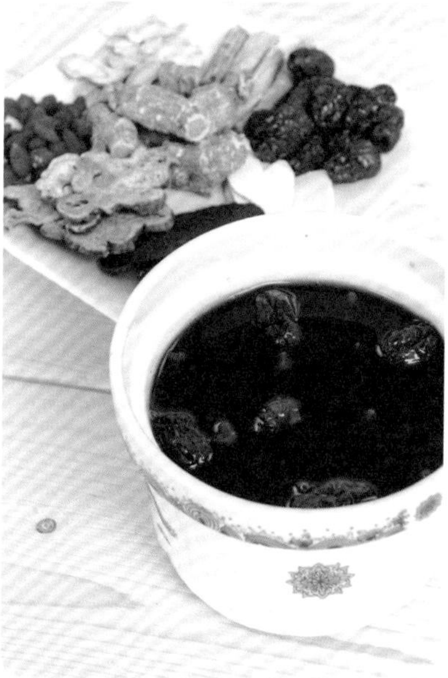

急性的過敏問題，可以先用西藥處理。等到病情穩定一點，再以中醫的方法，進行長期的治療及調整。

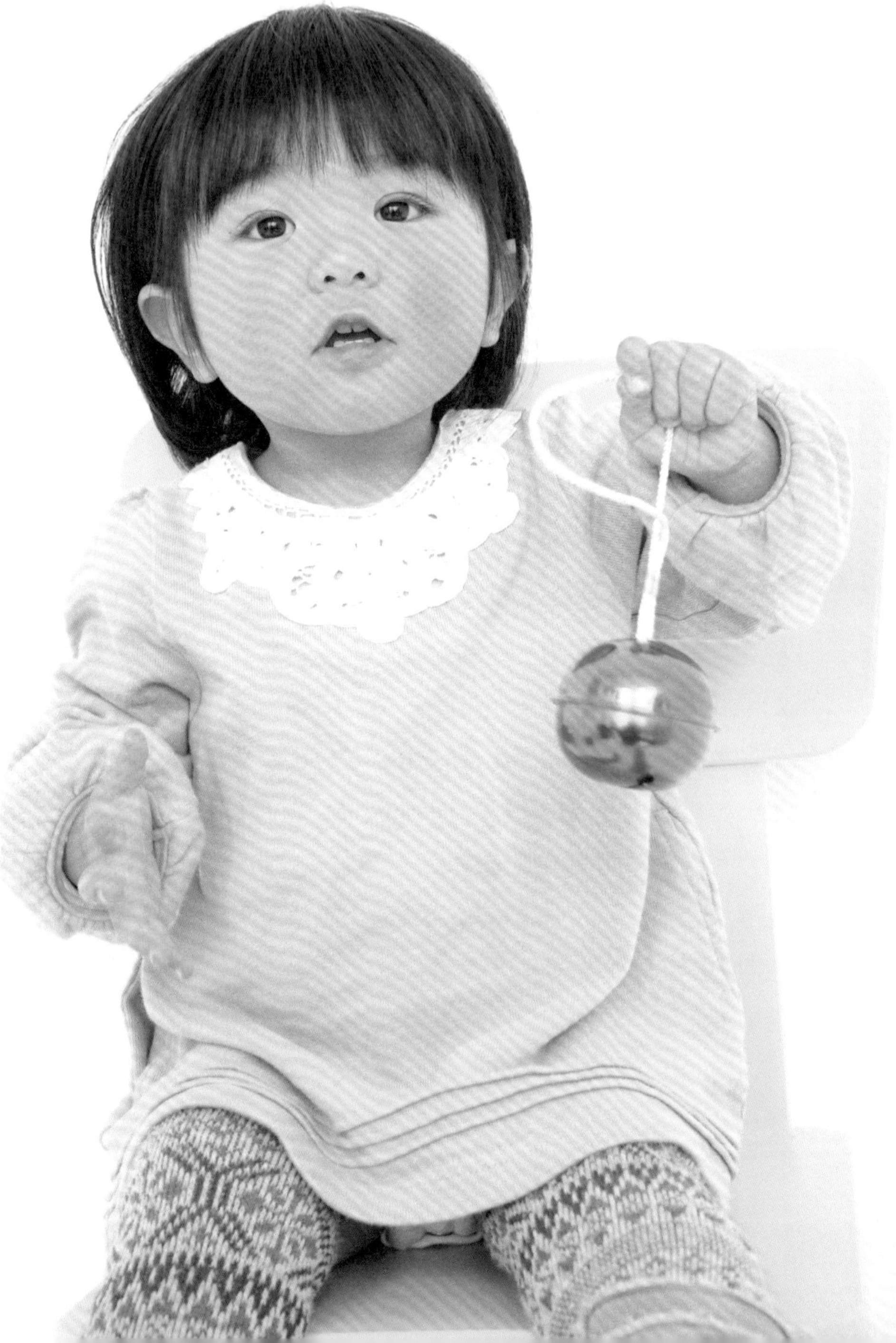

第2章

中醫療法，關閉孩子的過敏基因

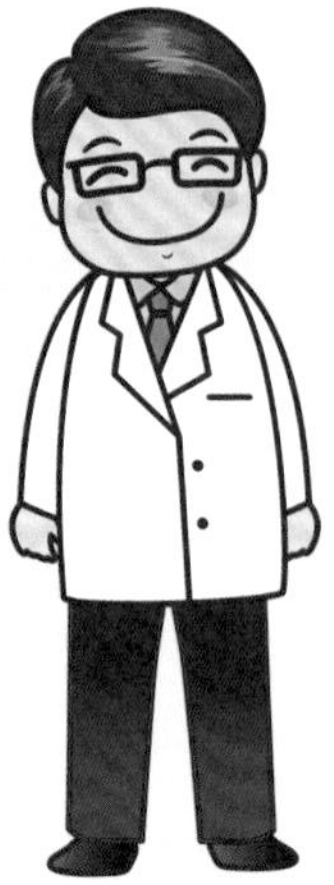

經常有家長問我：「顏醫師，有沒有什麼藥或方法，可以讓過敏的情況趕快不見呢？」

每每看到家長熱切的眼神，實在不忍心卻必須說出實話，我說：「過敏疾病的形成原因非常複雜，很難單用一帖藥或是某些方法就能根治。」

上一章說過，過敏的小朋友體質很容易偏向「虛寒」，異位性皮膚炎病患還有「熱」型體質的問題，急性期還可能夾雜有「濕」型體質。這都是因為身體的抵抗力不夠，免疫系統「兵敗如山倒」，急性或慢性的不適症狀很容易找上失衡的體質。

小朋友常見的急性病有：發燒、感冒、中耳炎、急性鼻竇炎等疾病。慢性的症狀，則會出現像是異位性皮膚炎、過敏性鼻炎、氣喘等過敏情況。急性的疾病可以透過適度用藥來恢復，慢性的過敏問題，就需要靠時間來重建免疫系統。

中醫擅長的，是幫助病患把損傷的身體逐步回復到健康的狀態。當身體的免疫力夠強時，外來的入侵者，就沒有辦法進到身體裡頭來。中醫常說要「益氣固表」，指的就是幫助身體提高免疫抵抗力的意思。

在本章節中，要帶大家來認識讓家長們最頭痛的兒童三大過敏問題：異位性皮膚炎、過敏性鼻炎、氣喘，並且教大家如何用有效的中醫方式來處理它。

兒童常見的過敏三部曲

異位性皮膚炎、過敏性鼻炎、氣喘，是現代孩童最常見的三大過敏疾病，而且過敏的現象會隨年齡增長，接二連三地發作。也就是說，有異位性皮膚的小朋友，很容易接續發生過敏性鼻炎及氣喘的問題。這三個病症會隨著孩子的成長，一個接著一個來，所以過敏免疫學就將這個過程稱爲「過敏三部曲」（Atopic March）或「過敏進行曲」（Allergy March）。

通常，異位性皮膚炎會是「過敏三部曲」的前奏，從一出生就有症狀，一歲左右達到高峰，接下來症狀會逐漸緩解。

異位性皮膚炎如果放著不治療，不會自然痊癒。如果未能及早在嬰兒時期根治，隨著成長，過敏的部位會逐漸從皮膚移轉到鼻子，2～6歲左右會開始出現過敏性鼻炎，嚴重者過敏的症狀會蔓延到氣管，變成氣喘兒童，造成小朋友同時擁有過敏性鼻炎與氣喘的呼吸道疾病。

根據統計，有過敏性鼻炎的小朋友，其中二到三成會合併有氣喘情形；而有氣喘的小朋友，則有八成會合併過敏性鼻炎，比例相當高。如果兩種情況都有的小朋友，就會變成早晨醒來、晚上躺著都不舒服，連睡覺睡到半夜也會喘、會咳，相當辛苦。

> 給爸爸媽媽的小叮嚀：
> **小心皮膚炎演變成氣喘！**
> 「過敏三部曲」常見的發展次序：異位性皮膚炎（新生兒0～2歲）→鼻子過敏（2～6歲）→氣喘（5、6歲以後）。

由於這三種過敏所表現出來的症狀大不相同，使得不少家長在孩子小的時候，看到皮膚過敏狀況變輕微，就以爲過敏已經痊癒而掉以輕心。認爲「皮膚會自己好起來」，是不對的觀念！輕忽嬰兒期的異位性皮膚炎，很可能會導致兩種情況：

❶越來越嚴重。

❷轉爲過敏性鼻炎和氣喘。

如何讓過敏三部曲停下來呢？

最好的方法，就是從小嬰兒時期有異位性皮膚炎開始，就算病灶輕微也要積極治療，讓病況獲得控制，避免復發，才能降低演變成過敏性鼻炎、氣喘的機率。

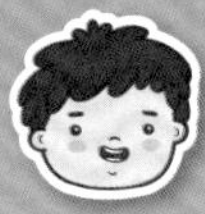

關閉過敏的基因！怎麼做？

過敏與家族遺傳，有著非常密切的關聯！

根據研究，倘若爸爸或媽媽其中一人有過敏疾病，子女過敏發作的機率是29%，等於每生三個小孩就有一個過敏。又，如果父母兩人都有過敏疾病的話，子女會過敏的機率爲47%，幾乎是每生兩個小孩就有一個是過敏兒！

看診時，對於第一次帶孩子來看病的家長，我都會問他們有沒有過敏病史。根據我多年累積的治療經驗，當爸媽兩人都有過敏，生下來的老大有過敏的話，老二通常沒有過敏。幾乎和研究統計數據雷同，相當有意思。

此外，我也經常遇到有氣喘或過敏性鼻炎病史的爸爸或媽媽，小朋友卻是遺傳到非呼吸道問題的異位性皮膚炎。這種情況下，爸媽更要注意小心照顧孩子，避免演變成「過敏三部曲」。

許多家長都在問：「既然過敏有可能是遺傳基因作祟，那麼過敏能不能根治呢？」

我都會這樣回答：「我們沒辦法改變先天的基因，但是我們可以把基因關閉。」怎麼說呢？借用一位我十分敬重的美國教授的形容：「我們的基因不會改變，這好比是『命』，但基因的表現會受到很多因素改變，就好比是『運』。」沒錯，這種造成基因表現關閉或打開的方式叫作表觀遺傳基因（epigenetics）改變，如果我們可以把體質調理到一個平和的狀態，就可以關閉過敏的基因，達到表觀遺傳基因改變的目的。

現在國外有很多科學研究發現，雖然很多人有著相同的基因序列（例如癌症或過敏的基因），但是藉由我們的飲食、養育方式，甚至中藥，可以決定基因的表現是開啓或關閉，來達成關閉過敏基因的目的。反過來看，過敏的基因也可能會被打開，比如說爸爸媽媽沒有過敏史，但是小孩卻有過敏的表現，這多半是後天的餵養方式、飲食習慣、居住環境，造成孩子的過敏基因被打開，此時，我們要針對不同性質的過敏體質進行調理。

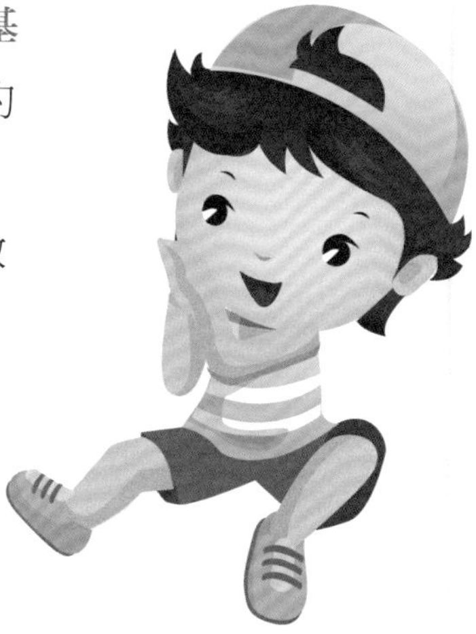

不同季節的過敏體質調理

不同節令及氣候會影響體內的臟腑，每個季節都有對應的臟腑所好發的疾病。而且異位性皮膚炎、過敏性鼻炎、氣喘，在不同的季節，有不同的表現症狀。若能針對季節對應的臟腑加強保養，可以有效控制過敏。

⊙春天要養肝

剛進入春天、或是春末轉夏初時，過敏性鼻炎的小朋友，總是會狂打噴嚏、流鼻水。冬天過後，萬物萌發生機的春天氣溫仍低，濕濕冷冷的，當冷空氣進到身體裡，和體內的熱氣相遇，掌管身體神經系統的肝就會出現「肝逆作嚏」的現象，很容易打噴嚏、流鼻水。所以春天要養肝，把肝照顧好。

⊙夏天要養心

夏天氣候又濕又熱，異位性皮膚炎的小患者特別辛苦，隨時都癢得厲害，經常全身抓得血肉模糊，讓大人看得好心疼。此外，夏天也是腸胃炎、腹瀉、濕疹的好發季節。

夏天要特別保養的臟腑是「心」，因為心管掌「脈」，當血液、血脈循環都能健康運行，身體紅癢的情況就能得到緩解。

⊙夏末初秋要養脾

夏天的炎熱往往持續很久，所以中醫把夏天的後段稱爲「長夏」，**長夏的濕氣特別重，濕氣是由脾主宰的，所以長夏的保養重點在於照顧好「脾」**。

有些氣喘、過敏性鼻炎的小朋友，夏天時呼吸道比較不會有問題，若因此放鬆戒心**頻繁吃冰涼的食物，將後患無窮**！脾的濕氣不斷產生出來，到了冬天，感冒、鼻涕、流鼻水的症狀就會層出不窮。所以，千萬不要覺得夏天時鼻子舒服多了，就放心地喝冰涼飲料。

⊙秋天要養肺

秋天冷風多，把空氣吹得又乾又燥，**太乾燥對肺部不好，所以秋天要養「肺」，務必把氣管保養好**，否則面對忽晴忽冷的氣候，一定會誘發咳嗽、氣喘。患有異位性皮膚炎的小朋友則會出現「血虛風燥」的症狀，皮膚乾癢得不得了，大意不得。

⊙冬天要養腎

冬天氣候寒冷，中醫認爲體內的「命門之火」氣不能滅掉，一定要顧好，**腎如果強壯可以幫助顧好身體的命門，也就是生命之門的火氣**。一般來說，有氣喘、過敏性鼻炎的小朋友身體會比較虛，冬天時可以用一些溫熱的按摩方式、中藥、飲食來加強體內的熱度。

現在的四季感受沒有過去明顯，特別是地球環境驟變，天氣經常忽冷忽熱，可能今天穿短袖，明天就得換穿厚外套，節氣整個亂掉了。急遽溫度的變化，會使身體的對應出現很大的問題。分布在體外的，如皮膚、呼吸道黏膜等的氣，中醫稱之爲「衛氣」，也就是「防衛身體表面的氣」，這些在第一線爲人體築起免疫力的第一道器官，一旦感應到外界的變化，若沒能及時組成一道防衛牆，很可能就會開始發生相關的症狀，例如，鼻子黏膜會表現出流鼻水的症狀。此外，要是雨下太多，天氣太濕的話，皮膚和呼吸道也會反應不及。

要解決天氣異常所造成的健康問題，最好的辨法就是要「益氣固表」，把臟腑的功能都調理好，免疫力自然就會提升了。

過敏性疾病的季節盛行率變化圖

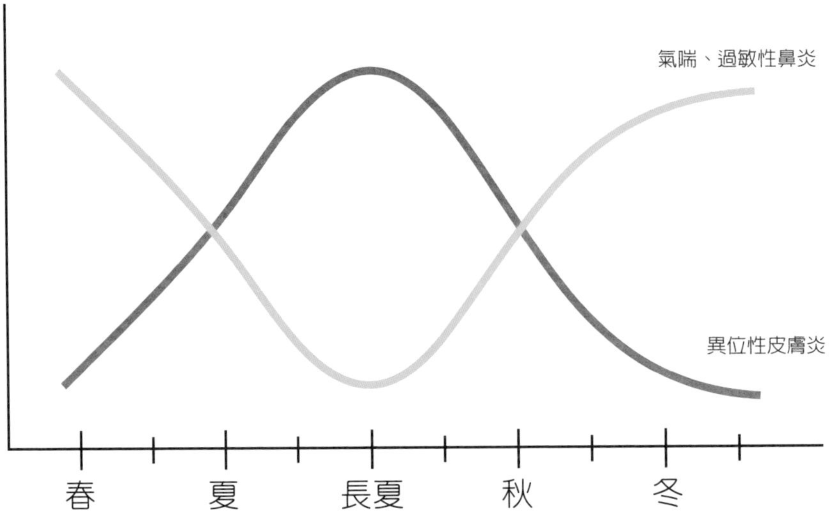

夏天是異位性皮膚炎發作高峰；冬天是氣喘、過敏性鼻炎盛行季節

各季節要留意的臟腑及問題

季節	需加強保養的臟腑	異位性皮膚炎患者容易出現的症狀	過敏性鼻炎患者容易出現的症狀	氣喘患者容易出現的症狀
春	肝	皮膚癢	早、晚鼻子打噴嚏，而且有鼻塞	清晨、半夜溫度低的時候咳個不停
夏	心	皮膚又紅又熱，癢得很厲害	通常症狀較少，有時進出冷氣房較敏感會打噴嚏	最舒服的季節，有時進出冷氣房或運動時較敏感會咳嗽
長夏	脾	皮膚紅癢，傷口抓到破皮，滲出湯湯水水的汁液	濕度高，塵蟎作祟，容易不自覺用手揉鼻子	通常症狀較少，這時候要注意別吃太多冰冷的食物
秋	肺	皮膚脫屑，發癢	早、晚打噴嚏，有時候還合併咳嗽	乾咳，通常痰不多
冬	腎	皮膚乾燥，粗糙，增厚，傷口容易龜裂	早、晚鼻水多，有鼻塞，而且躺下來就會咳個不停，鼻水倒流	容易在寒冷的半夜及清晨咳嗽，伴隨有「咻咻」聲

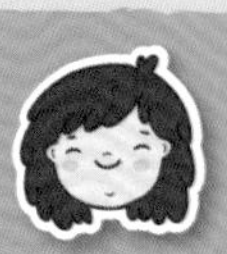

在氣候差異大的國家旅行，如何管理過敏問題？

季節與過敏有很大的關聯。因此，每逢寒假來臨前，總有家長問我：「寒假想到下雪的日本、韓國玩，小朋友的氣喘會不會發作得更厲害？」

我的建議是：抵達當地可以多喝一些溫熱的食物，例如薑茶。而且要隨身備好禦寒物品，如暖暖包、口罩、帽子、圍巾等，**讓身體保持溫暖**。家長還可以幫小朋友準備一些**中藥備藥，幫忙益氣固表，在早晚天氣比較冷時，各喝一次藥**。

⊙杏仁潤肺、紫蘇解表，可用於日常保養

如果小朋友有在看中醫，出國前可以詢問醫師急症發作時的備用藥物。中醫師會根據小朋友的寒、熱體質，開立適合的急症發作常備藥物。如果是不曾看過中醫的小朋友，因爲體質較難預測，醫生通常會開作用較廣泛的中藥，像是一般用來緩解感冒、咳嗽症狀的藥材，例如**可潤肺的杏仁、有解表作用的紫蘇**等，這些都是比較不容易出錯的中藥材，**適合用作氣喘及過敏性鼻炎的日常保健藥方**（後面的章節會再詳述）。

⊙寒流冷天或淋過雨，回到家可用吹風機溫暖頸後

晚上回到飯店後，可以用**吹風機的熱氣，吹一下頸子後方的區塊**，將白天受到的寒氣吹散掉。頸子後面有幾個重要的對應穴位，如大椎

穴、風門穴、肺腧（同俞，發音ㄩˋ）穴，這些都是照顧肺部的重要穴位，要做好保暖。按摩的方式將在後續詳加介紹。

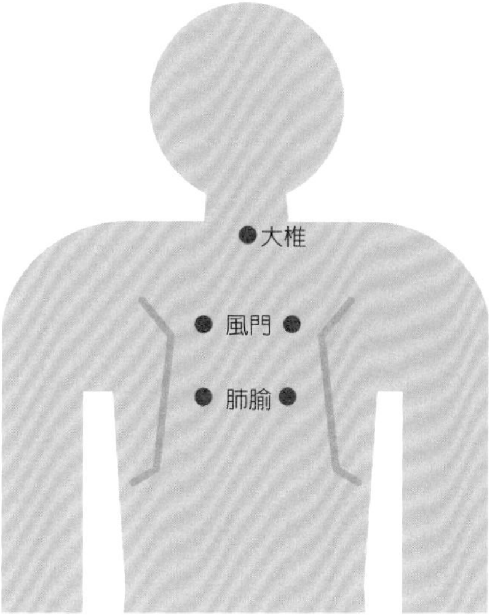

如何取穴：

大椎穴：低頭的時候，脖子隆起最突出的那一節脊椎，也就是第七節頸椎關節的下方。

風門穴：位在大椎穴往下兩節脊椎，也就是第二節胸椎下方旁邊兩根手指寬的地方。

肺腧穴：位在風門穴往下一節脊椎，也就是第三節胸椎下方往旁邊兩根手指寬的地方。

⊙前往氣候乾燥的地區，要加強保濕

如果是異位性皮膚炎的小朋友，在濕熱的台灣，或是東南亞國家，病況往往會較爲嚴重，若是到高緯度的美國、加拿大、歐洲旅行，因爲是乾燥的內陸型大陸氣候，皮膚的問題反而會得到緩解。不過，要留意原本濕癢的皮膚可能轉爲乾癢，皮膚及傷口容易龜裂，一定要注意保濕。特別是在台灣怕皮膚濕黏及不透氣，不太敢擦乳液的異位性皮膚炎小患者，若是到了乾燥的大陸型氣候國家，務必擦乳液，最好是使用高度滋潤的乳液或乳霜，保濕力才夠。

晚睡會加劇過敏症狀

小朋友要早睡早起，特別是有過敏困擾的人。

⊙每個人的身體就是一個獨立的小宇宙

爲什麼呢？因爲在中醫的理念中，整個世界，甚至宇宙的變化，都是由「陰」和「陽」這兩個相對的概念所調和，而人跟大自然是相呼應的，每個人自己就是一個獨立的小宇宙，身體的免疫力，也需要陰陽調合。

「陽」傾向積極、進取、剛硬，正好呼應到白天「陽氣好發」的時間點。俗話說「日出而作、日落而息」，就是指，人在白天陽氣蓬勃升發時，要順應大自然的生氣起床，在日落後陰氣跑出來時，就應該休息。這不僅符合陰陽的概念，也是生理時鐘的運作原則。

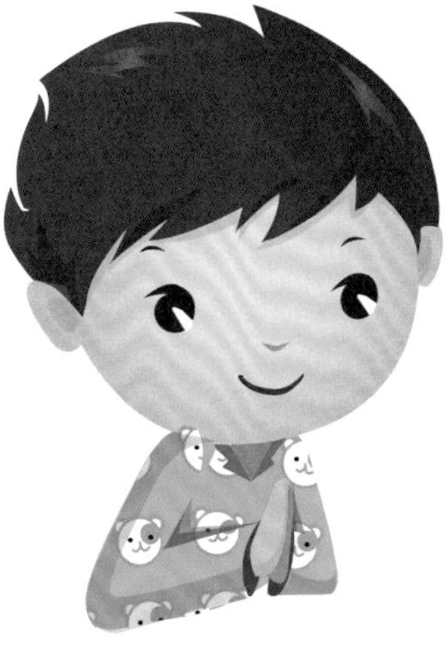

⊙陰陽調和，精神和免疫力自然好

陰、陽的理論乍聽之下很複雜，但說起來一點也不奧秘。中醫講到很多陰陽平衡的概念，其實都是爲了讓我們失衡的身體狀況，回歸到大自然規律的運行。

知名的醫學古書《黃帝內經》就提

到：「陰平陽秘，精神乃治。」意思是：倘若**陰與陽平衡了，人的精神自然就好了**。這和免疫學所講的免疫系統平衡，道理相通，就好比中庸之道，過猶不及都不好。

⊙理想睡眠時間要在10點以前

晚上睡覺時，身體會分泌生長激素。現在有不少小朋友都習慣很晚就寢，這會影響夜間身體自然分泌生長激素的機制，既防礙身高發展，也會導致**身體形成「陰虛陽亢」的體質，容易引發注意力不集中、過動、過敏等疾症**。

小朋友最理想的上床時間一定不要超過晚上10點，這樣才能確保在11點前進入熟睡狀態。這段時間是從膽經、肝經，然後走到肺經的時間，如果身體沒有進入熟睡，得不到充分休息，有異位性皮膚炎的人皮膚會更加紅、癢，而有過敏性鼻炎及氣喘的人，則容易出現擦鼻子、揉眼睛、清晨咳嗽等過敏反應。

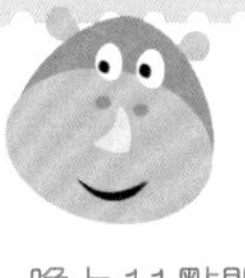

給爸爸媽媽的小叮嚀：

為什麼非要10點以前上床睡覺呢？

晚上11點開始到凌晨，正好是子時（23:00-01:00）經絡走膽經→丑時（01:00-03:00）經絡走肝經→寅時（03:00-05:00）走肺經的時間，這時候身體若沒有進入熟睡，不能得到充分休息，不僅是生理時鐘紊亂，更會阻礙分泌生長激素，加上中醫所稱的肝膽功能失調，會造成身體的代謝功能異常、體內毒素無法排出，使得已經有過敏問題的人，加劇症狀的嚴重程度。即便是健康無病的人，長期下來也會引發免疫力低下等問題，不可不慎。

如何分辨異位性皮膚炎、蕁麻疹、濕疹、汗疹？

門診經常有異位性皮膚炎的小朋友來看診，家長總是很緊張地說：「醫師，這是過敏嗎？是皮膚炎嗎？」其實皮膚炎的範圍很廣，只要是皮膚發生炎性反應造成發炎細胞浸潤都可以稱爲皮膚炎。有些皮膚炎與接觸到的物質過敏有關稱爲「接觸性皮膚炎」，而和食物過敏有關的可能是「蕁麻疹」，其中最困擾的還是「異位性皮膚炎」。

異位性皮膚炎通常有以下特色：

❶癢。

❷反覆性發作。

❸分布在皮膚皺摺處，例如脖子、肘窩或膝窩，甚至耳垂、手腕、腳踝都會有。

❹明顯家族過敏性體質，稱作「異位性體質」，例如氣喘、過敏性鼻炎、異位性皮膚炎、過敏性結膜炎等。

經常有家長搞不清楚疹子的差別，問：「這是蕁麻疹嗎？」「這是濕疹嗎？」「這是汗疹嗎？」急性蕁麻疹、汗疹都是短暫發作，是可以治癒的。異位性皮膚炎屬於長期的慢性過敏，而且往往有家族過敏史，相當棘手。而古代的中醫會根據疹子的表現稱爲「四彎風」（表現在手彎、腳彎的疹子）、「浸淫瘡」等。

蕁麻疹

先來說說蕁麻疹吧！它是很常見的皮膚病，可算是過敏的一種，發作原因主要是受到外在的影響，通常是吃到會引發過敏的食物，像是海鮮、牛奶，或是接觸到會導致過敏的東西，使人的皮膚出現紅腫浮起的疹子，剛開始小小片，不少情況是會融合成一大片，發作幾個小時後就會消退掉，來得急也去得快。

有的人吃到某些東西嘴巴會腫脹得跟香腸一樣粗，這是蕁麻疹嚴重到形成血管性水腫所致。此外還有一種「慢性」蕁麻疹，慢性的意思是每天或每幾天都會發作一段時間，疹子會消退，但是並不會持續一整天發作。

蕁麻疹的疹子顏色可以分兩種：

❶ 紅色

大部分的蕁麻疹都偏紅，用手觸摸會感覺微微發熱，使用偏涼性的藥浴或藥膏類可讓它消退，像是塗抹蘆薈凝膠，皮膚紅腫的情況就能獲得舒緩。

❷ 淡白或淡粉紅色

這種蕁麻疹外觀看起來像雞皮疙瘩，多半是受到內在或外來的寒邪所造成，通常吃一點溫熱的食物，像是麻油煎蛋，或是喝點薑湯發發汗就會好了。

濕疹

異位性皮膚炎也常被認爲是濕疹。

濕疹涵蓋的疾病範圍比較廣，是指皮膚發炎的反應，造成皮膚有許多發炎細胞浸潤，甚至流湯流水、濕濕的、突起丘疹或是水疱，在比較亞急性或慢性的階段也會乾乾的或是脫屑（注意！濕疹不一定就摸起來濕濕的喔）。許多皮膚炎，例如脂漏性皮膚炎、接觸性皮膚炎、錢幣狀濕疹、汗皰疹都是濕疹的一種。

濕疹往往和飲食作息及壓力有關係，先天的遺傳因素影響比較小。濕疹的部位通常會發紅、搔癢、滲出物，有的會滲血，還有的會起水疱、結痂、剝落，醫師會從病灶皮膚的顏色去判斷是「風、濕、熱」哪一種外邪所造成，再依此做進一步治療。

汗疹

「汗疹」常見於嬰幼兒身上，也就是俗稱的痱子。主要是因爲汗管出口悶熱阻塞造成，而且容易發生在密閉不透風的部位，例如一直讓小嬰兒躺坐在嬰兒車裡，被悶住的背部特別容易長出汗疹，包尿布的屁股更是常見，中醫稱此爲「痱瘡」。

夏天流汗多，加上台灣濕氣重，小朋友頸部、背部都很容

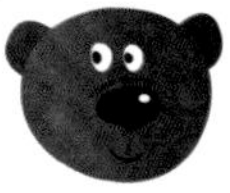

給爸爸媽媽的小叮嚀：

異位性皮膚炎和濕疹哪裡不同？

異位性皮膚炎算是濕疹的一種。通常，濕疹病患的疹子沒有固定部位，往往發生在濕氣比較重的體質。異位性皮膚炎則帶有家族過敏史，且有特定的發作部位，例如皮膚皺摺處，並且伴隨著很長的病史，不會是今天發作，過一陣子就不見了。

易出汗疹，通常使用痱子粉，其中的滑石成分可以發揮效果，不過最治標的方法，還是**保持皮膚透氣，也可以吃點綠豆薏仁湯幫助去掉體內的濕氣**。

疹子類型	發作原因	發作部位	疹子外觀	特色
異位性皮膚炎	遺傳過敏性體質（異位性體質）、接觸過敏原、皮膚屏障缺損……原因較為複雜。	容易發生在身體皮膚的皺褶處，如手肘凹窩、膝蓋後方、耳後。	皮膚紅或熱，特別容易感到搔癢，有時抓破皮，皮膚會湯湯水水，或者乾到脫屑。	有家族過敏史，長期發作，夏天特別嚴重。
蕁麻疹	吃到引發過敏的食物（如海鮮、牛奶、花生）、香水、防腐劑、接觸到過敏原。	容易發生在全身各處，嚴重時嘴唇或眼皮會腫脹。	塊狀紅腫，摸起來會發熱。	發作時間短，幾小時就會消退。少數病患會演變為慢性蕁麻疹。
濕疹	飲食失衡（吃太多油炸或冰冷食物）、作息不正常、生活或工作壓力大。	全身各處均有可能發生，最常發生在腳底或容易悶熱的地方。	「風、濕、熱」不同外邪造成不同的疹子，水疱、紅腫、濕濕黏黏的，也可能會乾燥脫屑。	發作時間依症狀嚴重程度而定。
汗疹	汗腺出口阻塞、皮膚悶住不透氣。	背部、屁股。	許多小顆凸起的紅色疹子。	保持皮膚透氣可以改善。

異位性皮膚炎是最棘手的慢性過敏疾病

相信對很多醫師來說，在眾多慢性過敏疾病當中，異位性皮膚炎是最難處理的一個。臨床上經常有皮膚抓得疤痕累累，皮膚又紅又燙，傷口還不斷流湯流水的小病患前來就診，讓人看了好心疼！

異位性皮膚炎在台灣的盛行率不低，約為8～10%。好發在一歲以下的小嬰兒，有大約45%患童在六個月大前就會出現症狀，60%患童在一歲前發病，85%在五歲以前發病，而且女生比男生的罹患機率略高，約為1.3：1。

如果兩歲前就發病，到七歲時還會有20%的人持續受異位性皮膚炎所苦，其他有17%會間歇性地出現症狀，有的人則會轉為過敏性鼻炎或氣喘。所以，從孩子很小的時候就幫他把異位性皮膚炎控制好，非常重要，千萬不要以為「長大了會自行好」，而輕忽治療。

不少小嬰兒從一出生，皮膚就長了疹子，讓家長擔心是否為異位性皮膚炎，或是脂漏性皮膚炎？其實這兩者早期的表現並不容易區分，尤其嬰兒的疹子若只出現在皺褶處，而頭皮或其他地方都沒長疹子時，就更難判斷了。

嬰兒型脂漏性皮膚炎

一般來說，嬰兒型脂漏性皮膚炎以出生到三個月內發作的最多，好發於油脂分泌多的地方，例如：頭皮、臉、耳朵，身體其他部位通常沒有。有明顯的脫屑性紅疹，比較不會癢。可以在洗澡的時候，先在清水中加入少量中性肥皂，並以此來清洗皮屑，或是在患部塗擦嬰兒油，幾乎都會改善，通常到六個月大之後會慢慢好轉。

嬰兒型異位性皮膚炎

如果是異位性皮膚炎的話，皮膚發炎的狀況會隨月齡增加更趨嚴重，尤其寶寶八、九個月大開始會爬行之後，表現會越來越明顯，疹子常見於手臂伸側、小腿前側，也就是爬行的時候手腳會與地板接觸的地方。隨著年紀漸長，會轉移到屈側的部位，也就是手肘或是膝窩的地方。

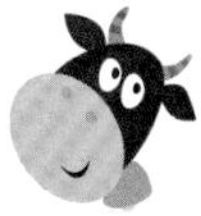

給爸爸媽媽的小叮嚀：

脂漏性皮膚炎擦點油軟化皮屑就好

小嬰兒的脂漏性皮膚炎通常過幾個月就好了，治療方式是用一點點嬰兒油將皮屑軟化，等它剝落就好了。但異位性皮膚炎會反覆發作，而且家族中有人有異位性皮膚炎，或是氣喘、過敏性鼻炎等病史，那麼小朋友罹患的機率也會更高一些。

怎樣確定孩子是異位性皮膚炎？

有些家長問：「異位性皮膚炎可以透過新生兒的過敏原檢測得知嗎？」

很難！目前各式各樣的過敏原檢查，對於呼吸道疾病，如氣喘、鼻子過敏往往比較精準，但異位性皮膚炎很難測出是因為塵蟎、貓狗毛過敏，還是食物所造成的。所以最好的診斷方式是用眼睛看全身有哪些病灶，而且符合發生在「皮膚皺摺」的特點，加上有「家族性過敏體質病史」，往往八九不離十。

小朋友倘若在頭皮、臉部兩側都有對稱的、紅紅的、脫屑狀的皮屑，嘴巴兩邊也會出現口水疹，而且在雙手手肘屈側、膝蓋後方、脖子、耳朵與臉部交接處的皮膚皺摺處，這幾個**肌膚容易夾住有皺褶的地方，也出現對稱性的紅疹，就可能是異位性皮膚炎**。

嬰兒期的脂漏性皮膚炎＆異位性皮膚炎判斷要點

病名	好發年齡	發病部位	特點
脂漏性皮膚炎 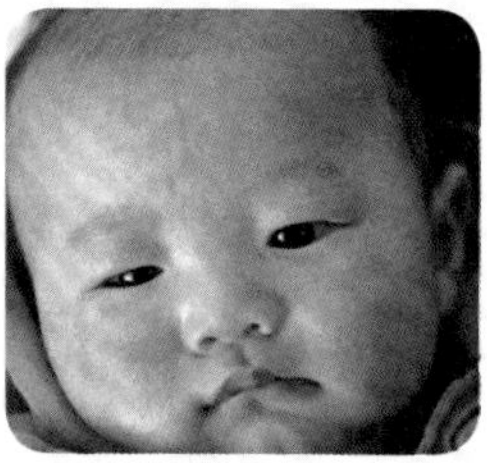	新生兒～六個月	油脂分泌多的地方（如：頭皮、臉）。	用嬰兒油軟化皮屑可改善症狀。
異位性皮膚炎 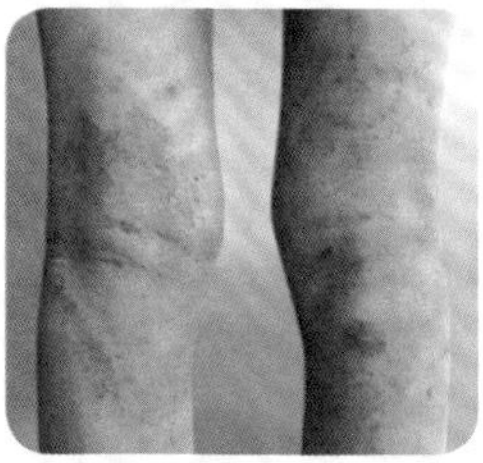	新生兒，四～六個月之後越來越明顯	不是單純局部的紅癢，而是全身出現「對稱性」的紅疹。 新生兒好發在臉頰的兩側、兩耳後方皺褶處；會爬行之後，好發在手腳與地板接觸處（手臂伸側、小腿前側），再長大一點，多半發作在兩腿彎曲內側、兩手肘彎曲內側。	會反覆發作。

異位性皮膚炎的中醫調理

就中醫來講，異位性皮膚炎的人，體質通常偏向「實熱」，但不同時期會有不同的表現，因此要依不同的症狀，調理肺、肝、脾或心。

在嬰兒期容易夾雜「血虛風燥」或是「濕」的體質。「乾燥型」的嬰兒會出現淡紅或是暗紅的斑片，很容易乾燥、搔癢、脫屑，而對稱性的病灶常出現在兩頰、耳後、脖子與四肢的軀幹表面。「滲出型」的嬰兒則皮膚會出現紅斑性丘疹、水疱、糜爛、滲液、結痂，嚴重的話會分布四肢，並且產生膿皰。各時期常見的特徵，簡述如下表：

異位性皮膚炎不同時期常見的症狀

類型	常見發生期	體質	特徵
乾燥型	嬰兒期	血虛風燥	皮表乾燥、搔癢脫屑。
滲出型	嬰兒期	以濕為主	水疱丘疹、結痂滲液。
濕疹型	兒童期	濕邪熱邪	四肢屈側針狀大丘疹、呈淡棕紅色塊狀。
癢疹型	兒童期	血虛生風	四肢背部米豆狀小丘疹、薄痂生硬轉褐色。
苔癬化	少年至成年	血瘀血虛	因乾燥受損斑疹生肥厚苔癬化、表面白色鱗屑、色素沉著、自覺劇癢、搔抓感染。

患有異位性皮膚炎的一歲以下嬰幼兒，因爲腸胃嬌嫩，不易吸收中藥成分，通常我會開立中藥的藥浴方子，讓家長在家以濕敷傷口的方式，爲小寶寶調理病情，與口服藥物一樣具有很好的療效。在後面的章節將詳細介紹。

異位性皮膚炎受「風、濕、熱」影響的實際案例

在此要爲大家介紹典型的「風、濕、熱」異位性皮膚炎案例，以及治療對策和結果。首先簡單來爲大家說明中醫所謂的「風、濕、熱」:

⊙「風」是形容傷口好像被風吹過，會有發癢、很想抓的感覺

⊙「濕」代表傷口滲出物比較多、體內濕氣太重

⊙「熱」則是傷口顏色很紅，體內熱氣過多

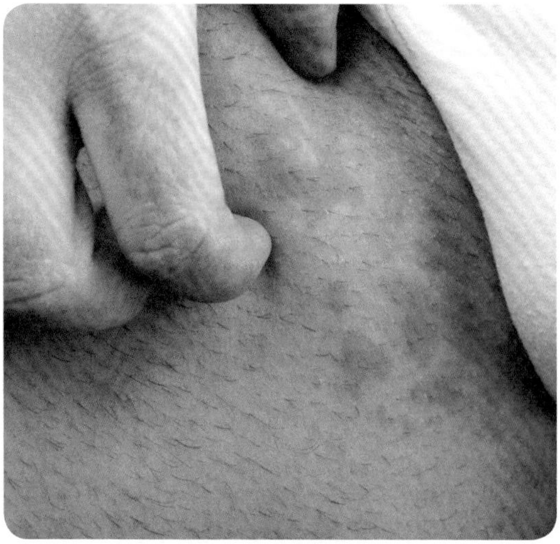

■案例分析

案例是一個正值活潑好動的青春期男孩，就讀國中的他來看診時，正逢又悶又熱的炎夏，身上的穿著非常不合時宜，長袖長褲把四肢都遮掩得密不透風，一捲起他的長褲就發現到，小腿上好幾處皮膚已紅到發炎，而且抓得破皮，傷口濕濕爛爛的，有些已結痂，少部分脫屑，情況慘不忍睹。這就是典型的夾雜風濕熱的實際狀態。

■治療對策

我的治療方式是使用清熱祛濕的中藥，例如苦參根、白鮮皮等藥物。體內濕氣重的人，很容易因為水分沒有代謝掉，脾也跟著虛弱，造成消化不好、食欲不振或濕氣過多（常稱爲「脾濕」）。在此情況下，我會再使用一些去濕氣的藥，例如茯苓、薏仁。最後再配合養血、祛瘀的藥材，例如何首烏、當歸、赤芍，來達到滋潤，並減少皮膚增厚苔癬化。

這位男孩在使用中藥治療大約第三週之後，原本濕爛的傷口，已經變乾燥許多，傷口的顏色也淡了不少，更重要的是，皮膚也不癢了。

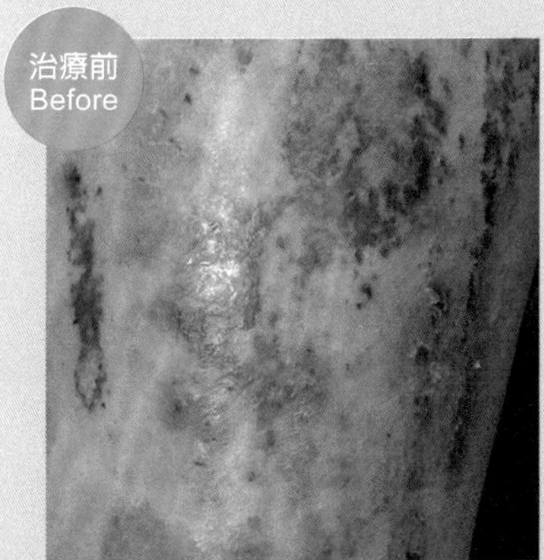

受到「風、濕、熱」影響，傷口會變得紅紅爛爛的。

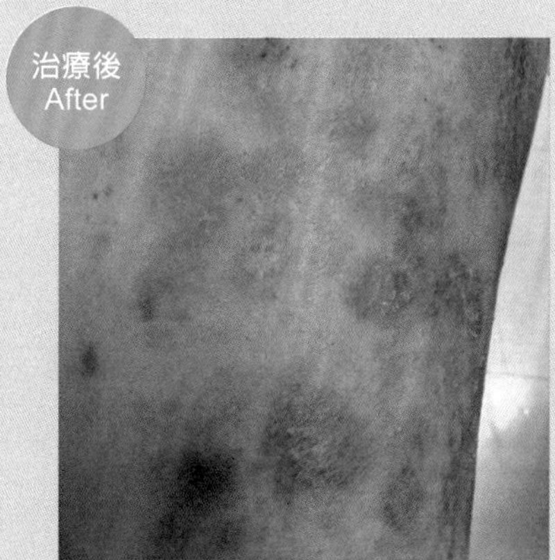

治療三週後，傷口變乾燥，顏色也淡化了。

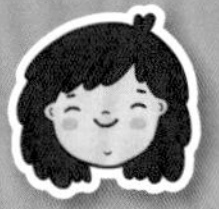

如何分辨孩子是感冒，還是過敏性鼻炎？

小恩是幼稚園大班的小男生，經常一早起來會不停地打噴嚏，流出來的鼻水都是清清淡淡的，停不下來。到了晚上，鼻子經常塞住沒辦法呼吸，很難入睡。

最奇特的是，白天到了學校，一活動起來又沒什麼症狀，跟正常小朋友一樣活蹦亂跳。但是，傍晚一回到家，吃過晚餐後，打噴嚏、流鼻水、鼻塞……各種過敏症狀又統統跑出來了。

如果您的小朋友，也有上述情況，那很可能就是過敏性鼻炎！

標準過敏性鼻炎最常見到三個特色：

❶打噴嚏

❷流鼻水

❸鼻塞

而且，往往在早上和晚上溫度低的時候症狀最多。

前面說過，過敏三部曲是異位性皮膚炎→過敏性鼻炎→氣喘。如果小朋友有異位性皮膚炎，那麼進入2～6歲，差不多是進入幼稚園階段，往往是過敏性鼻炎好發的時期。

過敏性鼻炎有兩個很重要的觀察指標：「時間性」和「環境性」。

⊙「時間性」指的是早晚症狀會多一點，打噴嚏、流鼻水、鼻塞沒完沒了，但隨著白天氣溫上升，又幾乎沒有症狀。

⊙「環境性」則是指到一個從沒去過的地方，灰塵、塵蟎多或是環境過敏原多，很容易發作，例如出門旅行，住進飯店時。有時候在家裡，換床單、棉被時揚起灰塵、塵蟎，也會發作。

保持環境乾燥可以減少鼻過敏

在台灣，過敏性鼻炎主要以寵物的毛屑，以及住家灰塵、塵蟎造成的原因最為常見。特別是塵蟎，環境濕度在50度以上，是塵蟎最容易生存的環境，當環境濕度低時，牠們很快就會脫水而亡，所以在氣候乾燥的歐美國家，塵蟎較難存活。另外，塵蟎的主要食物來源，是藏在毛毯、床單、被套中的人體皮屑，只要常保環境的清潔，也能有效降低發作頻率。

鼻竇炎的發展過程

有過敏性鼻炎的人，通常流出來的鼻水是清清水水的，少有黃黃的黏稠物。這是因為過敏性鼻炎早、晚接觸到比較冷的空氣，或是會誘發過敏的東西（睡覺時翻動床舖及棉被、枕頭，容易讓塵蟎進入鼻子裡），鼻黏膜在第一時間受到過敏反應，感受到刺激，神經細胞於是快速反應，讓人在幾秒鐘內產生打噴嚏的反應動作，「哈啾、哈啾」地噴嚏打不停。

古代中醫對於打噴嚏的看法，認為是外面有邪氣進來，身體的正氣

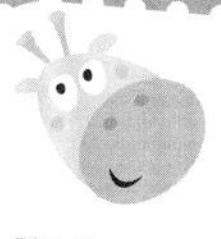

給爸爸媽媽的小叮嚀：

季節性過敏性鼻炎

許多過敏性鼻炎會出現季節性發作，常聽聞的花粉症就是其中一種。台灣因為地處亞熱帶，行道樹的樹種，多為葉子肥大的闊葉樹種，花都小小的，不容易開出茂盛的花，所以花粉症罹患率較低。

要與邪氣對抗，主管神經系統的肝就會「肝逆作嚏」，透過打噴嚏來把邪氣排除掉。

打完噴嚏後，往往會接著流鼻水。如果鼻水流得出來還好，最壞的情況是流不出鼻水，使得鼻甲黏膜越來越腫脹，出現鼻塞現象。鼻塞時，鼻水要往哪兒流呢？有幾個地方可以流出，最常見的是鼻水從鼻子後方轉彎倒流到咽喉，叫作「鼻涕倒流」。但是，如果鼻涕倒流的機轉無法把鼻涕排掉，反而越堆越多，就要小心鼻涕往「鼻竇」跑，有可能演變成鼻竇炎。

過敏性鼻炎的中醫調理法

打噴嚏、流鼻水、鼻塞這三個症狀，西醫歸類在鼻子過敏的範疇，經常以抗組織胺藥物減少鼻涕、鼻水的分泌。中醫則認為，此三個症狀的治療方式是完全不同的，建議以調理「肝」「脾」「肺」三者來著手。

首先，中醫緩解打噴嚏的反應，是用「益氣固表」來處理。打噴嚏是「肝逆作嚏」，是身體與外來邪氣、過敏原打仗的階段，如果太激烈，就要想辦法讓身體緩解一下，不要反應太過劇烈。因此會使用有「疏肝」特性的中藥，讓神經反應不要太強烈，同時加入補氣的藥方，把黏膜的「表」固住，讓黏膜不會太輕易被過敏原所侵犯。

流鼻水階段的藥方

如果出現了流鼻水的階段，表示體內有「寒濕」，要想辦法降低身體的寒濕，就會使用祛寒、祛濕氣的藥物，同時加入顧脾胃的中藥。**只要把脾胃顧好，濕氣就會減少許多**。其中「六君子湯」就是中醫常用的藥，顧名思義藥方涵蓋了六種藥，其中黨參、茯苓、白朮、炙甘草，合稱四君子湯，作用在顧脾胃、顧表。再加上兩個幫忙祛濕氣的藥，半夏（祛濕氣）和陳皮（理氣），統稱爲六君子湯，能發揮更好的效果。

「六君子湯」改善脾虛寒濕體質

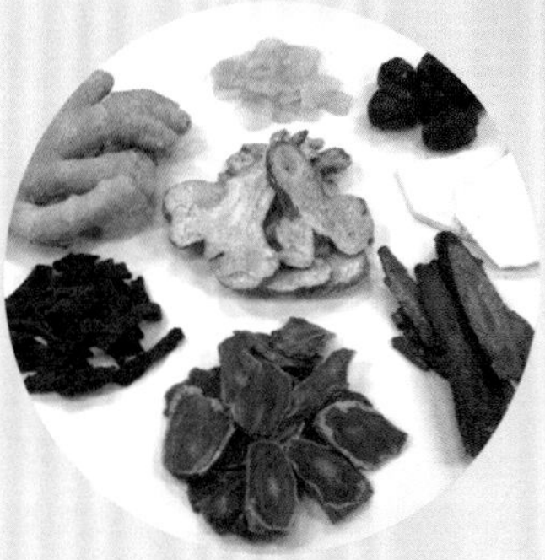

藥材*： 黨參3錢、茯苓4錢、白朮4錢、炙甘草2錢、薑製半夏2錢、陳皮1錢**

功效： 益氣健脾，燥濕化痰

使用法：

❶將藥材放入湯鍋，可另外再加紅棗4枚、切3片生薑一起放入鍋裡。加水至蓋過藥材約3公分高，以大火煮沸後，轉小火煮30分鐘後，過濾藥渣取出湯汁，即為第一碗藥湯。

❷接著再倒水至剛好蓋過藥材，再以同樣方式煮第二碗。將第一、二碗藥湯混合，分早、晚兩次飲用。

*建議由中醫師視體質調整處方，也可以改服科學中藥粉末。

**中藥1錢大約為3.75公克。

感謝中國醫藥大學附設醫院中藥局協助拍攝

鼻塞和鼻竇炎的藥方

過敏性鼻炎如果變成鼻塞，甚至嚴重到鼻竇炎，中醫的處理方法有很多種。其中之一叫作「溫通開竅」，例如石菖蒲、路路通等藥材，可幫助祛濕氣、通孔竇。另一種方法是使用具揮發性的芳香類藥物，因為藥材的香氣成分可化濕、開竅，減緩過敏作用。中醫常用薄荷葉、辛夷花、蒼耳子，再加上白芷，這四味藥合起來叫「蒼耳散」；另一帖則是「辛夷散」，當中含有辛夷花、白芷、升麻、藁本、防風、川芎……等幾味藥。以上兩種是中醫經常用在鼻子過敏，特別是針對鼻塞的用藥，聞起來味道很好，能夠幫助鼻子暢通。

「蒼耳散」緩解嚴重鼻塞、鼻癢、打噴嚏症狀

藥材*： 蒼耳子1.5錢、辛夷花3錢、白芷6錢、薄荷葉0.5錢**

功效： 疏風邪、通鼻竅、止頭痛

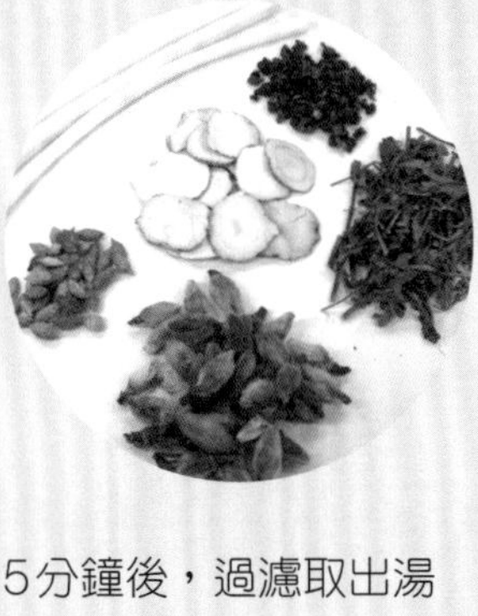

使用法：

❶以往多直接磨成細粉過篩後，加上蔥與細茶粉，依照體重比例服用。

❷也可以將藥材放入湯鍋，加水至蓋過藥材3公分，以大火煮沸後，轉小火煮15分鐘後，過濾取出湯汁，即為第一碗藥湯。

❸接著再加水至蓋過藥材，再以同樣方式煮第二碗。將第一、二碗藥湯混合，分早、晚兩次飲用。

*建議由中醫師視體質調整處方，也可改服科學中藥粉末。

**中藥1錢大約為3.75公克。

感謝中國醫藥大學附設醫院中藥局協助拍攝

緩解鼻塞的薰鼻療法

中醫有一種用聞的薰鼻療法。這裡推薦一帖緩解鼻塞的蒸薰藥方：用大火把水煮滾後，轉小火，加入「辛夷花」和「薄荷葉」兩種中藥材，煮10分鐘左右，藥材會揮發出芳香的水蒸氣，讓鼻子去聞吸這藥香，就能達到暢通鼻子的效果。

其中道理就跟祖父輩將綠油精、白花油抹在鼻孔處暢通鼻子是一樣的。要注意的是，**揮發性的芳香類中藥材，不能煮太久，以避免藥效過度揮發**。

「辛夷薰鼻方」緩解鼻塞症狀

藥材*： 辛夷花5錢，薄荷2錢**

功效： 暢鼻通竅

使用法：

❶將藥材放入湯鍋，加水至蓋過藥材3公分，以大火煮沸後，轉小火煮10分鐘後，過濾取出湯汁，趁熱用藥液蒸氣薰鼻，薰時應盡量深吸氣，使藥蒸氣進入鼻腔內。

❷每日早晚薰蒸1次。

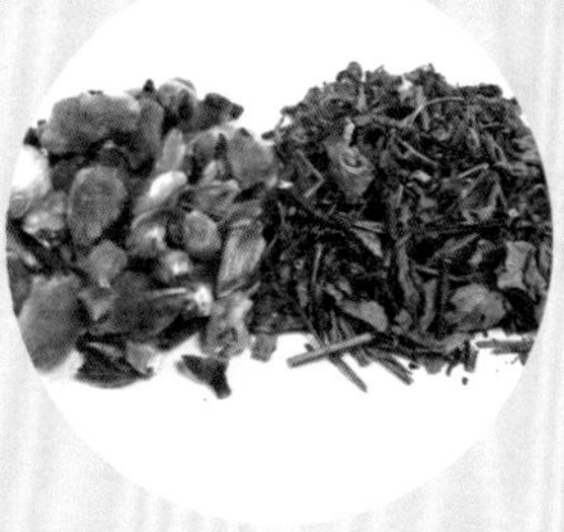

*建議由中醫師視體質調整處方。

**中藥1錢大約為3.75公克。

感謝中國醫藥大學附設醫院中藥局協助拍攝

在家就能做！簡易的感冒和過敏檢查法

每逢天氣轉變或是季節交替之際，門診經常有家長問起：「我的小孩怎麼感冒拖了一、兩個月都還沒好？」「吃了好多醫師開的感冒藥，怎麼痰和鼻水還是流不停？」

從時間性簡單區分

感冒通常是五至七天就會好，如果長達一、兩個月還沒痊癒，或是好了一、兩天，又再度發作，而且症狀只有發生在早、晚，那就不是感冒，極可能是過敏性鼻炎！

兩者差別在哪裡呢？可以從時間性簡單做出區別：「過敏性鼻炎有時間性，感冒沒有。」感冒不會讓人只有早晚感冒，而中午是好的。一旦感冒了，通常到了中午還會有鼻塞、喉嚨不舒服的症狀，不會因爲氣溫上升而改善。此外，感冒容易出現感染癥兆，例如扁桃腺發炎。家長不妨在明亮的燈光下，拿家裡使用的乾淨湯匙壓一下小朋友的舌頭，查看一下喉嚨周邊有沒有偏紅，如果偏紅就可能是上呼吸道感染，有感冒了。一般來說，過敏時喉嚨不會太紅。而且過敏不會發燒，感冒則容易發燒，這些都是判斷的依據。

如果將過敏性鼻炎誤判爲感冒，或以抗組織胺藥物，針對患部治療，卻沒針對過敏性鼻炎進行飲食調整、體質調理等預防保健，容易反覆吃感冒藥，治標不治本，反而讓身體的免疫力下降。

過敏性鼻炎的人，體質通常偏虛，也容易造成家長帶小朋友來求診時，總誤以爲是小朋友感冒不易好。

感冒與過敏性鼻炎的差別

病名	時間性	體溫	合併症
感冒	整天都有不適症狀	容易發燒	合併其他感染症，如扁桃腺發炎、急性鼻竇炎、急性中耳炎
過敏性鼻炎	常發生於早、晚	不會發燒	慢性鼻竇炎、氣喘

根治過敏性鼻炎要從體質調理下手

有些家長還會問：「過敏性鼻炎難道不會一整天都不舒服嗎？」

「會！」過敏性鼻炎非常嚴重的小朋友，從早到晚打噴嚏、流鼻水、鼻塞接續不斷，不過這算是比較嚴重的例子，需要靠醫生的專業來辨別。

過敏性鼻炎有很多情況，症狀相當複雜，但在門診時，常常遇到家長自行判斷，告訴醫生說小朋友已經感冒好幾個月都沒好，常常在醫師仔細看診之後，才發現小病人其實是罹患了過敏性鼻炎。

單純只用緩解症狀的藥物，無法完整治本。過敏性鼻炎的治療方式，應該包括體質調理、正確飲食，以及環境控制，才能根本改善。過去我發表在《國際兒童耳鼻喉科醫學會》（*International Journal of Pediatric Otorhinolaryngology*）雜誌的研究發現，台灣的兒童過敏性鼻炎，多半是中醫講的寒性體質，這一類的證型是可以用溫肺祛寒的中醫藥治療來改善的。

小心！鼻涕倒流可能致命

過敏性鼻炎也會出現合併症，比如鼻涕倒流。家長在不知情的狀況下，帶小朋友來看診時，往往會這樣敘述病況：「好像有過敏、打噴嚏、流鼻水的情況，晚上一躺下來，會一直咳嗽，咳個半小時、一小時是常有的事。好不容易睡著了，症狀才會比較好一些。」

這種「**躺下來才會咳，白天不太咳**」的咳法，**是因爲鼻水卡在鼻腔**裡，跟氣喘的情況不太一樣。**氣喘的特色是在較冷的清晨、半夜時容易咳**，因爲氣管容易因冷空氣刺激而收縮起來，和中醫說清晨時是經絡走到肺經的說法類似。所以，從咳嗽的時間性，也可推斷出小朋友是過敏性鼻炎或是氣喘。

> 給爸爸媽媽的小叮嚀：
> **咳不停是氣喘？還是過敏性鼻炎？**
> 過敏性鼻炎會因為躺著鼻水倒流的緣故，早晚咳嗽較多，白天較少咳。氣喘則容易在寒冷的半夜及清晨咳嗽，運動後吸入大量冷空氣也容易咳嗽。

鼻涕倒流恐怕是引發中耳炎或鼻竇炎的原因

鼻涕倒流最典型的現象，是嘴巴一打開，哇！從上面的鼻腔開始，就有濃濃的鼻涕一路流下來，卡在咽喉。或是咽喉壁上有黃黃黏黏或白色透明的鼻涕，順著咽喉壁流下來。很多人以爲鼻子裡面的鼻腔是直直的呈一直線，其實不然，鼻腔是往內往後的！

正常的鼻腔與副鼻腔剖面圖

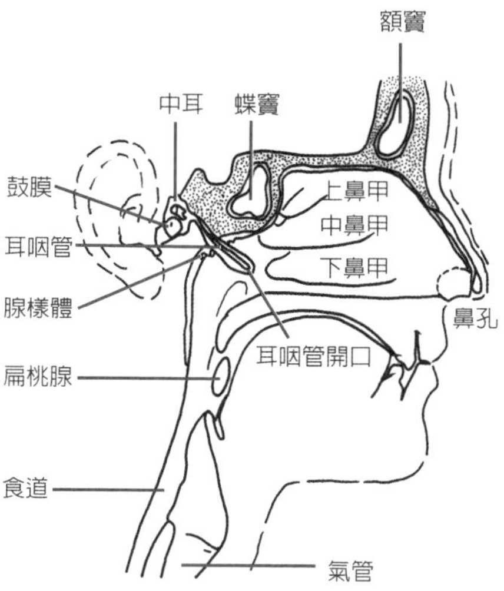

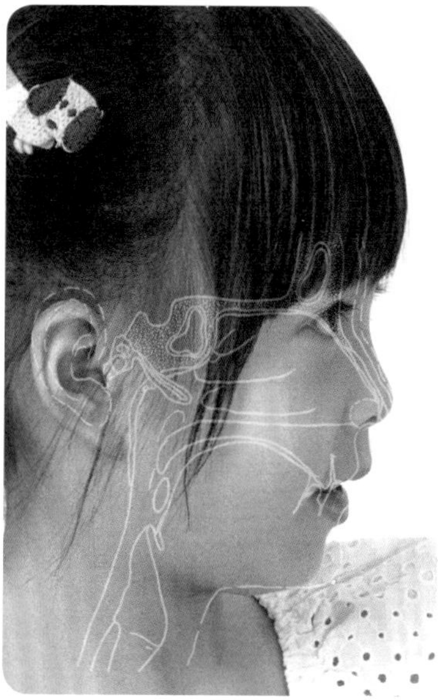

從鼻子的剖面圖可以了解到，空氣進入鼻腔不久後，鼻腔幫助我們調節溫、濕度，當中有許多細小的免疫細胞，一旦遇到過敏原或是感染，這些免疫細胞（嗜伊紅性細胞、肥大細胞、淋巴球等）就會出動，鼻腔是往內的，會經過一個轉彎的地方，這兒有一個腺體叫「腺樣體」，幫助人體對抗外來的壞人，作用和喉嚨的扁桃腺（也叫作「扁桃體」）有點相似，只是兩者所在的位置不同。

同一個位置附近也有耳咽管的開口，耳咽管如果阻塞了，讓鼻涕往中耳跑，很容易造成中耳炎。鼻涕若往鼻竇跑，造成阻塞，也會造成鼻竇炎（之後會再介紹）。

順著鼻子的腺樣體往下就到了口腔的扁桃腺。如果鼻水一直倒流流到口咽部的扁桃腺，也會引起咽喉不舒服。不同之處在於：扁桃腺發炎時，很容易察覺到腫脹，但是腺樣體發炎過敏時，卻不容易察覺到腫脹。

鼻涕倒流致命的原因

有些鼻涕倒流的小朋友，嘴巴一打開，可以觀察到咽喉後面兩側的扁桃腺非常腫大，但卻沒有發燒現象。家長還會說：「奇怪，睡覺前會咳嗽，睡著後變成無法呼吸，必須改用嘴巴呼吸，有時還會出現類似打呼的聲音。」

有一種更恐怖的，打呼還會偶爾暫停一下，變成「睡眠呼吸中止症」，也就是睡到一半會暫時停止呼吸，情況嚴重的話，恐會威脅到生命安危！

所以，鼻子過敏完全輕忽不得啊！

有鼻涕倒流困擾的小朋友，躺著的時候，鼻水會卡在鼻腔裡轉彎的孔洞處，讓人一直覺得有東西卡住，便想要咳嗽將它咳出來。孩子入睡時，家長可以把枕頭墊高，讓鼻水有機會往下流下來，睡前不舒服的情況就會改善許多。若睡眠中出現呼吸中止的情況，一定要趕快找醫師治療！

過敏性鼻炎反覆發作，嚴重時會變成鼻竇炎

過敏性鼻炎患者因爲鼻子黏膜較脆弱，經常會引發細菌感染，演變成鼻竇炎。

一開始是外來的過敏原進入體內，身體的黏膜系統警覺到壞人來了，會透過免疫系統呼喚免疫細胞，例如嗜伊紅性細胞、淋巴球等，齊心對抗過敏原。在對抗過程中，就好像打架一般，產生出許多細胞激素，並且出現防禦機制，於是鼻子黏膜開始腫脹，使身體出現發炎物質。

前期階段的發炎現象其實是件好事，因爲身體想要趕快排除過敏原，藉由鼻子的黏膜腫脹，一開始會不停地流出清清水水的鼻水。但是，如果黏膜的抵抗力不夠，或是小朋友忍不住用手指頭挖鼻子，接下來身體就會產生更多發炎反應，鼻水開始形成濃稠、黃色坨狀物，表示身體需要更多的發炎反應，以利排除細菌或病毒。

一旦所有的免疫反應，都對抗不了過敏原或是感染時，發炎的病理產物和感染原就會深入鼻竇或是身體內部。鼻竇黏膜有纖毛上皮幫忙把鼻竇內的分泌物排到鼻腔，如果鼻黏膜腫脹、鼻涕太多或是感染發炎，鼻竇通往鼻腔的開口引流阻塞，就容易造成鼻竇炎。

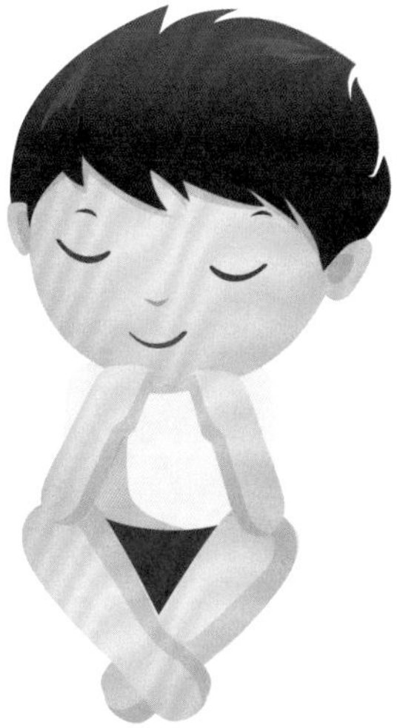

認識鼻竇炎

鼻腔裡面有一些腔室叫作「鼻竇」，鼻竇又分成幾個部位：

❶「篩竇」在鼻子往下一點的地方。

❷「蝶竇」在鼻子更深一點的地方，而且就像蝴蝶的雙翅一樣分布兩側。

❸「上頜竇」位在牙齒咬合的上頜骨，是比較大的鼻竇。下頜骨處就沒有鼻竇了。

❹「額竇」六歲以上的小朋友，在印堂的地方會有一個大約十元硬幣大小的鼻竇。更小的嬰幼兒就只有孔室，年紀漸長後才會生成孔洞。

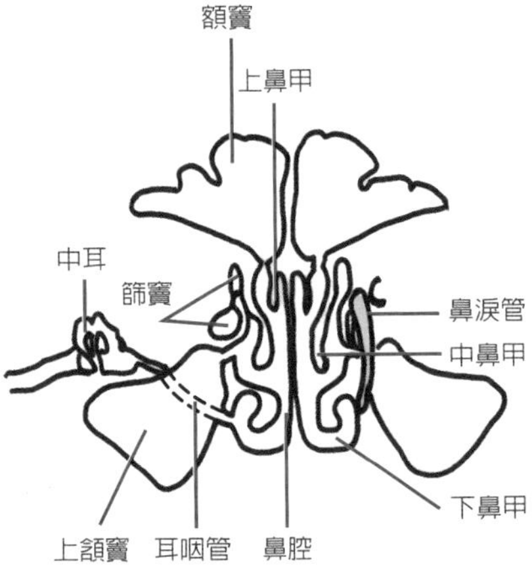

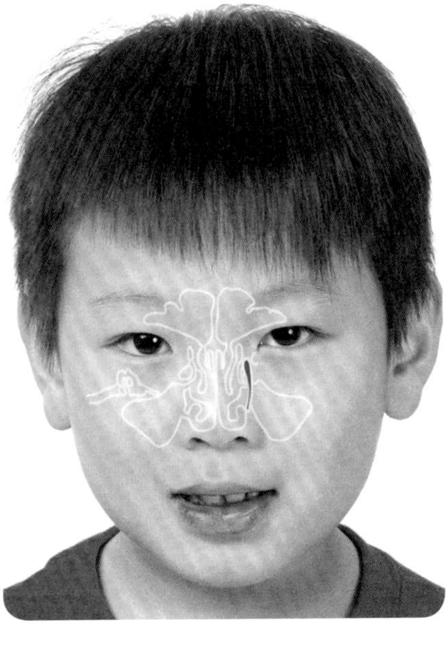

鼻竇本來是人體天生的孔洞，除了發音共鳴，還可在呼吸調節的過程中，保持空氣通暢。但若發生過敏情況，鼻子的許多孔洞就會塞住，原本只在鼻腔黏膜作怪的壞東西，統統會往孔洞內侵犯。這就不妙了！孔洞會變成好像蓄水池一般，細菌、鼻水、鼻涕、黏液……全部跑進這個肥沃的空間變成一灘死水，最後演變成「鼻竇炎」！

鼻竇炎會發生在任何一個有孔洞的地方，但是在小朋友身上，最容易發生在鼻腔外側眼眶下方的「上頜竇」。

有鼻竇炎困擾的小朋友，經常會跟爸媽說：「上課時會忍不住一直擤鼻涕，有時候呼吸還有臭味，無法專心聽老師講課。」甚至也有伴隨頭痛的例子，在額頭印堂中間感到悶悶痛痛的，而且眼睛也很不舒服。這都是因為小朋友的鼻竇炎太嚴重了，造成連位在額頭印堂的「額竇」都塞住了。前額的印堂處，是身體重要的經絡「任脈」經過的地方，中醫有句話說「氣不通則痛」，一旦氣孔及經絡都悶住了，連呼吸都會非常不舒服。

急性鼻竇炎不斷反覆發作，最後會形成慢性鼻竇炎

鼻竇炎又分成急性和慢性，如果是急性鼻竇炎，有時會伴隨發燒現象，嚴重時，大約一、兩個星期才會改善。

急性鼻竇炎發生的時候，一開始是發炎、過敏、感染、腫脹，造成鼻竇的開口阻塞，使得分泌物滯留。身體為了趕快把入侵體內的毒素趕出去，會啓動更高的免疫機制，大腦下視丘的溫度調節中樞，會命令身體調高體溫，當體溫升高，全身血液中的免疫細胞就會全部被喚醒。一旦必須啓動全身的反應來對抗感染毒素，就表示已發展成嚴重

的感染，這時候人就會發燒了。

如果鼻竇炎反反覆覆，好了又發作、拖了很久，鼻子孔洞當中的黏液一直無法排除乾淨時，就會不斷發炎，變成慢性鼻竇炎。

鼻竇炎是感染，過敏性鼻炎是過敏

要特別留意的是，有過敏性鼻炎的人，容易合併患有鼻竇炎，但是罹患鼻竇炎並不等於就是過敏性鼻炎。鼻竇炎是感染，過敏性鼻炎是過敏，兩者是不相同的，不可以畫上等號。

過敏性鼻炎　≠　鼻竇炎
（過敏）　　　（感染）

過敏性鼻炎與鼻竇炎的實際案例

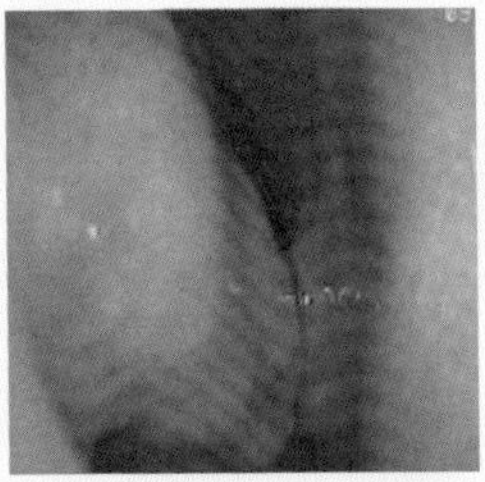

過敏性鼻炎患者。鼻腔黏膜蒼白腫脹，伴隨有水狀分泌物。

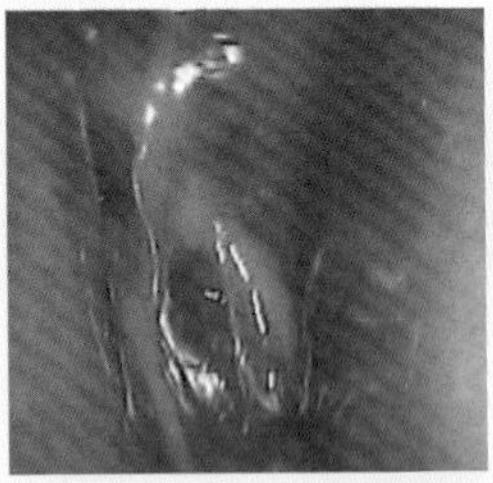

鼻竇炎患者。鼻腔內可觀察到中鼻道有息肉及膿狀分泌物（右鼻腔）。

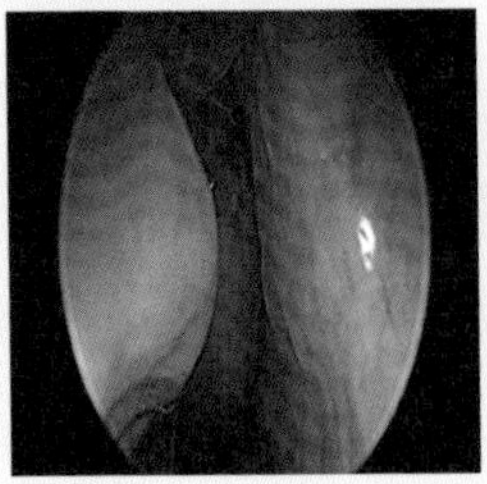

過敏性鼻炎患者。鼻腔黏膜蒼白，伴隨有水狀分泌物。

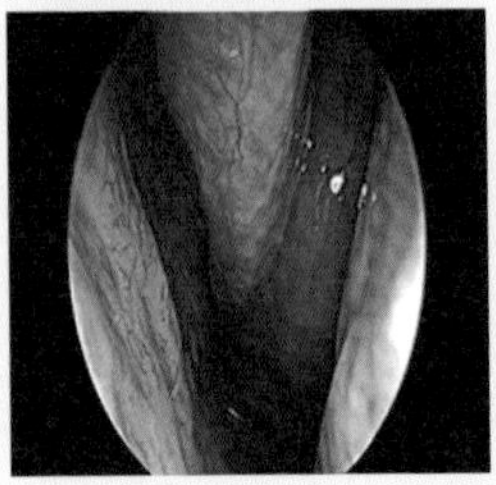

鼻竇炎患者。鼻腔內可觀察到中鼻道有息肉（左鼻腔）。

© 感謝台中榮民總醫院耳鼻喉科梁凱莉主治醫師提供圖片

鼻竇炎的特徵

⊙鼻涕呈現黃色黏稠狀

鼻竇炎的鼻涕是黃色黏黏稠稠的，因為鼻子塞住了，所以嗅覺會減退，聞不到味道。照X光片的話，鼻竇處會呈現模糊不透明、黏膜增厚，甚至氣體液體介面發現分泌物堆積等，這些都是把鼻竇塞住的分泌物。

⊙局部腫脹壓了會痛

有時候小朋友會有局部腫脹感，用手指一按壓，「哇！好痛！」很明顯的不舒服感。

⊙感覺不斷地流眼淚，而且眼屎多

當鼻竇炎的腫脹情況嚴重時，眼睛的淚腺沒辦法回到鼻腔，一整天都感覺在流眼淚。為什麼會這樣呢？因為鼻涕堆積會往幾個地方跑，其一是前面說過的「鼻涕倒流」，另一個就是把鼻淚管塞住，導致一整天都在流眼淚，而且是流出黃黃、黏黏的眼淚。

黃黃、黏黏的濃鼻涕，順著鼻淚管往裡頭跑，會與清清的眼淚混合，導致眼睛的分泌物也呈現黃色，形成眼屎特別多。

⊙呼吸有臭味和口臭

還有一個明顯特徵是，呼出的氣會有一點腥臭味。這是因為鼻子裡面已經化膿，不斷分泌出黏黏的東西，悶在孔洞裡很久造成臭臭的。

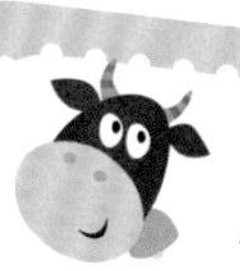

給爸爸媽媽的小叮嚀：

鼻竇炎的症狀：

鼻塞、鼻涕黃而黏稠、呼吸有腥臭味或口臭、鼻涕倒流、有壓痛感、可能發燒或不發燒、嗅覺變差、頭痛、不斷流淚和結眼屎。

鼻竇炎的中醫對策

鼻竇炎中醫稱爲「鼻淵」，臨床上我常透過「斷絕膿源，通竅暢竇，排膿引流」三種方法使用辛夷清肺湯、六君子湯、魚腥草等中藥治療。

臨床上也觀察到使用中醫藥治療可減少慢性鼻竇炎的症狀，雖然沒有使用抗生素，但是中藥裡頭除了有金銀花、連翹、梔子、魚腥草等清熱解毒的藥材外，還有提升免疫力、益氣，排膿的黃耆、茯苓、白朮、升麻等藥材可應用。過去我曾於美國鼻科學會官方雜誌《國際過敏與鼻科學》（*International Forum of Allergy & Rhinology*）發表過研究，報告中指出慢性鼻竇炎病患如果接受中醫藥治療，可以減少八成以上使用功能性內視鏡鼻竇手術的需求。

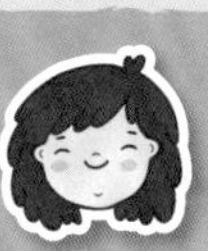

手術無法根本解決過敏性鼻炎！

從鼻子的解剖構造圖可以發現，鼻子裡頭有鼻中膈及三塊鼻甲：上鼻甲、中鼻甲、下鼻甲。鼻甲對人體而言，是非常重要的構造，大家不妨將鼻甲想像成加熱器，每個鼻甲的部位都充滿血管和腺體，正常人在每處鼻甲會分泌一點點黏液，能夠讓吸進鼻子裡的空氣快速溫暖、濕潤，外來的冷空氣、髒東西才不會立刻跑進肺部。

如果用手電筒從鼻孔照進去，可以看到下鼻甲，再往上就是中鼻甲，下鼻甲與中鼻甲之間的中鼻道有個開口，也就是上頜竇的開口。

如果身體的防禦機轉啓動了，鼻甲會變得腫脹，導致鼻子塞住，通常會由下鼻甲最早開始腫脹塞住，再往上塞至中鼻道、上鼻道。一旦鼻道通通塞住了，分泌出來的鼻涕沒有地方流，可能由後方倒流下來到咽喉，也可能往各個鼻竇開口、鼻淚管、耳咽管開口阻塞或倒流。

鼻甲腫脹的中醫治療對策

⊙輕微的鼻甲腫脹

臨床上我在治療鼻涕倒流時，會先察看鼻甲的鼻肉，家長也可以觀察看看，如果下鼻甲有些微腫脹，但是顏色是蒼白的，通常是「寒濕」造成，表示體內循環不良、寒氣很重。這時候可以吃點溫熱食物，並用溫熱的中藥，幫助身體循環變好，讓鼻子裡的黏液流出，也可以消腫。

⊙嚴重的鼻甲腫脹

如果鼻甲又腫又紅，可能有些發炎，是熱性的鼻炎，要帶去給醫師診察。通常我會用些清熱祛濕的中藥，減少發炎、幫助消腫，然後加上健脾祛濕的中藥避免再復發。

西醫手術治療，可能讓鼻子更不舒服

治療嚴重的下鼻甲腫脹，西醫多半使用手術來處理鼻塞的症狀。主要的手術療法有：

⊙「下鼻甲切除術」手術時會將內視鏡伸入鼻腔裡，把下鼻甲切除。

⊙「鼻中膈鼻道成形術」也就是鼻中膈彎曲手術。

⊙「鼻黏膜高頻熱凝療法」據說可以減少手術副作用。

有些病患手術後，一開始感覺鼻子很通暢，但過了一陣子又塞住了，很明顯過敏性鼻炎並沒有改善，反而因為少了一塊下鼻甲，等於少了一個溫度加熱器，吸到冷空氣就馬上感覺好冷、好乾，鼻子更加不舒服了。

過敏性鼻炎透過中醫藥來調理體質可以提供根本性的幫助。過去我進行台灣兒童與青少年使用中藥的全國調查研究（發表在《*Complementary Therapies in Medicine*》國際期刊）發現，台灣小於18歲以下的兒童與青少年，最常就診中醫的原因就是過敏性鼻炎，大部分家長也都認為尋求中醫調理體質，才能真正改善小朋友的鼻過敏症狀。

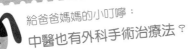

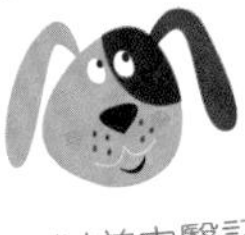

給爸爸媽媽的小叮嚀：

中醫也有外科手術治療法？

以前中醫記載，可使用蟾酥與枯礬等中藥作黏膜燒灼。作法是，把藥材放入鼻子的下鼻甲，將下鼻甲燒灼掉，這樣的中藥燒灼治療法，雖然不用開刀，但如果醫生不具備良好的西醫訓練與鼻腔解剖結構知識的話，往往容易造成嚴重腐蝕，過去也曾傳出導致鼻軟骨損傷、穿孔等副作用的報導，所以民國90年起已經禁用這項治療了。

黑眼圈也是過敏性鼻炎的特徵

不少家長來到門診，問：「我家小孩明明沒熬夜，怎麼眼睛下方黑眼圈這麼嚴重？」

往往只要我問說：「小朋友是不是經常打噴嚏、流鼻水、鼻塞？」

家長的回答通常都是：「會！」

由於我們的眼睛下緣與鼻子之間有一些共同的通道，所以患有過敏性鼻炎的小朋友，一旦鼻塞的情況嚴重時，不只鼻子的孔洞塞住、鼻竇局部腫脹，就連原本要經過眼睛、鼻子的血液也會被塞住，而無法回流，血液只好停留在眼睛周邊，造成「Allergic Shiner」現象，就是中文所稱的「過敏性黑眼圈」，英文的Shiner原意是發亮，但用在這裡，說的卻是眼睛下圍呈現黑色的現象。過敏性鼻炎造成的黑眼圈，其實在兒童很常見，而且不少孩子是年紀越大黑眼圈越明顯。

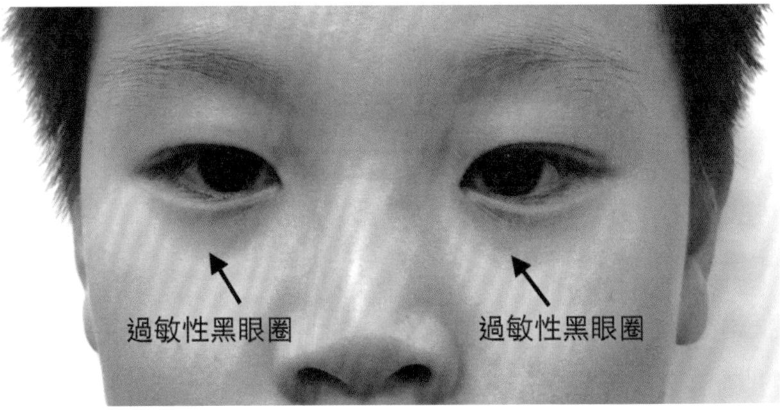

治療時，我會先透過「望診」來觀察病人的氣色好不好，是不是生病了。我發現，很多患有過敏性鼻炎的小朋友，從外觀上看起來，除了黑眼圈外，往往氣色也不太健康，通常面色皖白，很明顯是氣虛的癥兆。此外，也有醫學研究指出，過敏性鼻炎越嚴重的小朋友，黑眼圈的顏色越深、面積越大，比較異位性皮膚炎、過敏性鼻炎、氣喘這三種兒童常見的過敏，尤其是過敏性鼻炎與黑眼圈密切相關。

誘發氣喘發作的原因和治療對策

氣喘的原因很多，通常跟過敏性鼻炎有關，兩者可說是「難兄難弟」。有過敏性鼻炎的小朋友，有二到三成會合併氣喘；患有氣喘的小朋友，有八成會合併過敏性鼻炎。

已經有研究證實，高度工業化的國家，氣喘盛行率越高，而且都市化越高的地區罹患率也越高。根據全球氣喘創議組織（Global Initiative for Asthma, GINA）的調查，發現英國是全世界兒童氣喘盛行率最高的國家，位在英國北部的蘇格蘭，則是氣喘盛行率最高的地區。這個結果不令人意外，因爲英國是個高度工業化的國家，加上位居高緯度，冬天時氣候又冷又濕，容易讓氣喘更嚴重。

避不掉氣喘的過敏原，更要好好維護健康

台灣的環境，其實和英國有點像，一樣是吹著海風的海島地型，尤其北部及東北部地區，一到冬天總是吹來又冷又濕的東北季風。

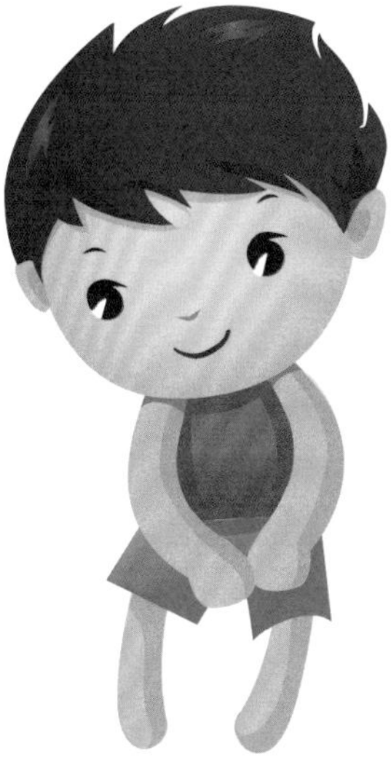

有一份針對台灣地區國小學童所做的調查指出，台灣北區（北北基地區）有大約20%的國小學童曾有氣喘紀錄，等於是每五個國小學童就有一個人有氣喘！推測其原因，可能是濕冷氣候，加上環境擁擠，空氣不流通等因素導致。相較來說，中南部因為氣候暖和、不潮濕，小朋友罹患氣喘的比例相對較低。我自己的小孩就是典型的例子，原本住在台北時，經常哈啾、哈啾，噴嚏打個不停，自從搬到台中之後，過敏的現象已經改善許多。

除了地域及氣候外，空汙嚴重、塵蟎、動物毛屑、香菸、二手菸、不當的飲食內容、過多人工添加物、情緒的波動、刺激性化學物品……等等因素，也都是引發氣喘的因子。這些充斥在生活中，越來越無法控制的誘發氣喘的過敏原，造成發作的人數和頻率越來越高。既然我們很難完全消滅這些過敏原，那就只好把自己的免疫系統維護好，以控制罹患率和發作頻率。

氣喘有寒喘、熱喘之分

人的體質有分寒、熱兩大類，氣喘也有寒、熱之分。一樣是喘，中醫會將氣喘分為兩種體質，一種叫「寒喘」、一種叫「熱喘」，兩者大不相同。

寒喘的治療對策：先求「祛寒解表」，再「溫裡化痰」

我們可以把「寒喘」小朋友的氣管想成是一個水管，一旦天氣變冷，氣管就會收縮，通常西醫會給予擴張劑幫助疏通。中醫則認爲這是寒氣跑進來了，要趕快用溫熱、具有祛寒效果的藥，例如乾薑，加上可以促使發汗把寒氣逼出來的藥，例如麻黃與桂枝，再加入杏仁等止咳平喘的中藥一起作用，好讓氣喘舒緩開來。**先求「祛寒解表」，把體內寒氣透過皮膚散發掉，再「溫裡化痰」，以中藥材溫暖身體。**

⊙寒喘小朋友的體質特徵

會有寒喘情況的小朋友，通常伴隨著寒性體質，他們有個特色：臉部的氣色看起來「皖白」，意思是臉色蒼白、唇色淡，舌頭伸出來，往往有白白、厚厚的一層舌苔。

舌苔厚、薄，決定這個小朋友體內的寒氣是多或少，舌苔越厚，痰就越多越厚重，體質也就越寒。寒性體質的小朋友，痰通常稀稀水水的，仔細聽他咳痰，會發現聲音不是咳不出來的緊實聲，而是比較清澈的咳法。寒性體質的小朋友，外型多半瘦弱嬌小，很少是胖胖的，但是只要活動一下就很容易流汗，而且因爲體內的氣不夠，四肢總是涼涼的！

熱喘的治療對策：「清肺熱」緩解氣管腫脹

至於「熱喘」的小朋友，他的氣管不是單純收縮起來而已，還會腫脹，類似西醫講的「發炎」現象。想像一下，當氣管壁上都是發炎腫脹的細胞時，氣管很難不變窄。而且，這類型的小孩呼吸時，通常會伴隨「咻、咻、咻」的喘鳴音。

中醫處理熱喘的方式，會使用「清肺熱」的藥，例如桑白皮、黃芩，把身體裡的熱清掉，氣管的管徑就可回復到原本的大小。這與西醫使用類固醇來消炎完全不同。

⊙熱喘小朋友的體質特徵

熱喘呼應的是熱性體質，小朋友雖然氣虛抵抗力差，舌頭一伸出來，顏色紅紅的，舌苔又黃又厚。咳出來的痰厚且濃，有些痰還很黏稠，一咳嗽就會發現聲音非常緊，幾乎緊到咳不出來，或是很濁的痰音，好像有很多痰卡在氣管裡那樣。

中西醫整合療法是治療小兒氣喘最好的對策

以西醫來說，不管是熱喘或寒喘，治療方式都是使用擴張劑讓氣管打開，有時也會使用類固醇，讓氣管不要發炎。但以中醫的看法來看，身體有自身好的抵抗力，也有外來的「邪氣」侵犯，**一旦使用類固醇就會把身體內好的、壞的物質統統**

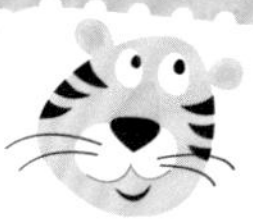

給爸爸媽媽的小叮嚀：

溫和的中藥比類固醇更適合孩童

通常西醫在治療氣喘發炎時，會使用氣管擴張劑或類固醇，但中醫則可在不使用類固醇的情況下緩解氣管發炎的症狀，例如熱喘的時候，使用清肺熱的中藥就能達到效果。關於桑白皮的清肺熱藥效，在李時珍的《本草綱目》就記載著：「肺中有水氣及肺火有餘者宜之。」相較於類固醇的藥害，脆弱的小孩身體更適合使用溫和的中藥。

抑制住。而且中醫的作法是依個人體質「量身訂作」，並針對壞物質來解決。如果是寒的壞物質，就想辨法讓身體暖和起來，透過發汗等方法排除；如果是熱的壞物質，就要把它降溫下來，或是逐出體外。

診治小朋友氣喘時，我通常建議中、西醫的藥都要備好。西醫有劑型上的優勢，擴張劑可以馬上吸入氣管裡，中醫的藥材要先花時間熬煮，再等身體吸收，時效上比較慢。所以當小朋友氣喘急性發作時，可先透過西醫給的急性氣管擴張劑來緩解急症，但這只能作爲「救急」用。不少氣喘兒都在半夜急性氣喘發作，使用小兒科醫師開立的氣管擴張劑，在急性期可以每20鐘噴一次，一小時可以噴三次，若噴完三次症狀還沒有緩解，就要趕快就醫。

急性氣喘危機解除之後，後面長期的緩解及治療對策，我建議最好是透過中醫療法，讓氣管及肺部的功能鞏固起來。根據不同的體質證型，加強改善虛弱部位，例如：

⊙「脾虛」的證型，孩子除了氣喘外，還會胃口不好、容易拉肚子，在氣喘緩解期的治療上，中醫需要加強脾胃的調整。

⊙「腎虛」的證型，這類孩子通常會有頻尿現象，在氣喘的緩解期，要加強補益腎氣。

經常有家長問我，緩解期要治療多久，才有明顯的效果？

我建議，至少要持續看中醫，治療三個月左右，才會有明顯的改善，病情才會穩定。在這三個月的療程當中，最好內外兼顧，建議採用最全方位的治療方式：

「內用口服藥物＋穴位敷貼＋穴位按摩＋針灸＋適當飲食＋作息調整＋運動保健」

整合性照護方案讓氣喘兒父母不必疲於奔命

好消息！氣喘患童的父母再也不需要看完西藥，再看中醫，因此來回奔波了。

從2013年開始，衛生福利部中央健康保險署已啓動「小兒氣喘特定疾病門診加強照護」的中醫整合性照護方案，提供12歲以下有氣喘症狀的小病患，可以利用各地醫療院所的合格中醫門診提供整合性服務，來改善氣喘症狀。

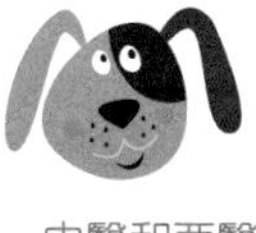

給爸爸媽媽的小叮嚀：

中西醫整合性療法是最好的治療方式

中醫和西醫如果能夠整合，對小朋友氣喘是最好的治療法。台灣中醫界曾做過幾個高品質的臨床試驗。其中位在北部的長庚紀念醫院和中部的中國醫藥大學附設醫院中醫部，都曾經進行隨機雙盲的中藥臨床試驗，並且將結果發表於歐洲官方發行的期刊《過敏及臨床免疫學會》（*Pediatric Allergy and Immunology*），內容指出兒童氣喘使用中藥「定喘湯」或「加味麥門冬湯」都有很好的治療效果。不僅可以緩解氣喘的症狀，還可以改善氣喘兒童的肺功能與免疫力。

在另一本《過敏》期刊上，我也發表過兒童氣喘的研究，強調中醫使用定喘湯、小青龍湯這一類平喘止咳的藥物，加上益氣固表的中藥，藉由鞏固體質來治療小兒氣喘。

這個整合性的照護方案，不同以往的快速治療法，病人不再只是在看病後拿藥而已，而是有更多優質門診時間，在同一次門診可依個人狀況給予針灸、中藥、推拿、穴位按摩及敷貼等療法，全部由健保一次給付，不必再另外付費。

我也是這項「小兒氣喘特定疾病門診加強照護」的訓練講師之一，課程的目標在於讓中醫師們了解如何照護小兒氣喘病患、提供氣喘患童一種全方位的中醫治療照護模式、改善氣喘患童的臨床症狀與生活品質，與促進醫療品質與兒童健康。最近發表在《*BMC Complementary and Alternative Medicine*》的一篇研究報導，也發現接受這樣優質的中醫小兒氣喘門診照護的病患，日後因為氣喘而需要看急診或住院的花費可以大幅減少。

就醫更方便，生活品質也跟著提升了

氣喘小病患能接受整套有系統的中西醫診治、追蹤及療效評估，不用在不同的中、西醫院所奔波，也不必再花很多的錢做民俗療法，就能得到最好的中西醫整合性診治服務。在合格的中、西醫師專業監督下，不但能提升病人的生活品質，也能有較安全、安心的治療環境，對氣喘兒本身及照顧者都是一大福音。

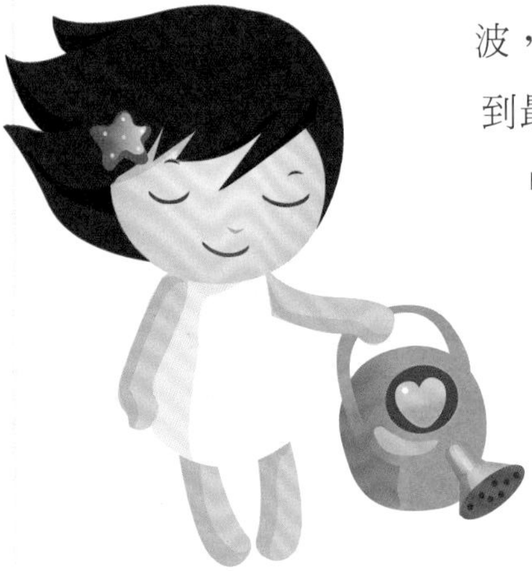

小兒氣喘疾病門診加強照護流程

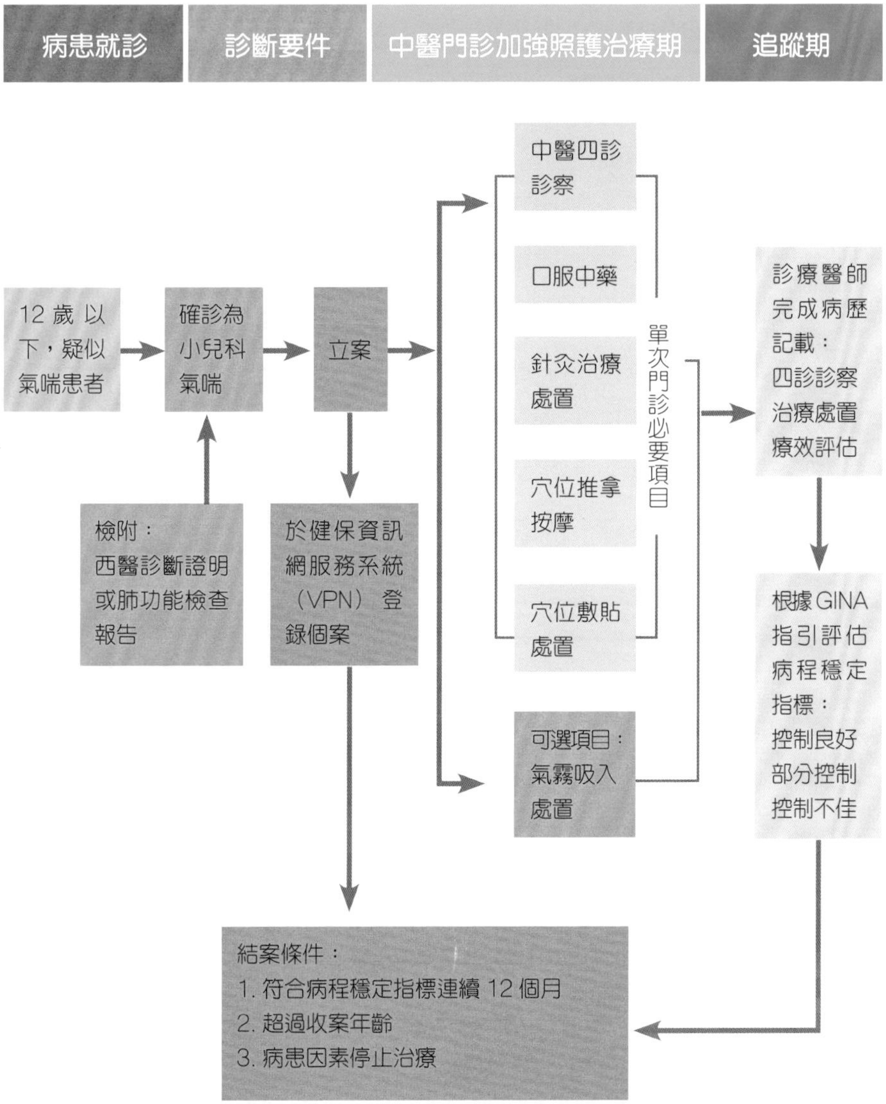
病患就診
診斷要件
中醫門診加強照護治療期
追蹤期
12 歲以下，疑似氣喘患者
確診為小兒科氣喘
立案
檢附：西醫診斷證明或肺功能檢查報告
於健保資訊網服務系統（VPN）登錄個案
中醫四診診察
口服中藥
針灸治療處置
穴位推拿按摩
穴位敷貼處置
單次門診必要項目
可選項目：氣霧吸入處置
診療醫師完成病歷記載：四診診察 治療處置 療效評估
根據GINA指引評估病程穩定指標：控制良好 部分控制 控制不佳
結案條件：
1. 符合病程穩定指標連續 12 個月
2. 超過收案年齡
3. 病患因素停止治療

感冒咳與氣喘咳的判斷與調養

氣喘的孩子發作時，也會出現咳嗽及流鼻涕的現象，與感冒症狀很像，經常讓家長搞不清楚，孩子到底是氣喘？還是感冒了？

有兩種判斷的方法

以「**時間長短**」：感冒通常五至七天就會痊癒。如果症狀持續超過二至三個禮拜不見改善，就要懷疑是否氣喘了。

以「**聲音**」：感冒的咳法沒有時間性，通常整天咳不停，而氣喘引起的咳嗽多半有時間性，會在清晨、半夜氣溫低的時候咳不停，往往還伴隨有「咻咻」聲。家長可以把耳朵貼在孩子背部兩側聽一下肺部的聲音，如果有「咻咻」的喘鳴聲，很可能是氣喘發作。

寒喘和熱喘的中醫調理

氣喘是一種慢性呼吸道發炎反應導致的疾病，治療上需要耗費很長的時間，所以中醫用藥必須注意藥性不能太強，尤其是給小朋友的藥，要更溫和。

⊙寒喘的調理

寒喘者的體質，往往脾胃不好，濕氣比較重，因此會使用健脾祛濕或燥濕的中藥，不僅能把痰減少，也兼具照顧脾胃的療效。

⊙寒喘的治療藥方

小青龍湯、三子養親湯（紫蘇子、萊菔子、白芥子）、三拗湯（麻黃、杏仁、甘草）是常用的寒性氣喘治療藥方。其中幾味藥的作用和功效如下：

- **紫蘇葉可袪寒解表。**
- **紫蘇子即紫蘇的種子，可降氣、消痰、平喘，把氣往下降，咳嗽就少些。**
- **萊菔子是白蘿蔔的種子，能幫忙腸胃往下蠕動，中醫叫「消導」，一旦消化好，脾胃的功能就能提升。**
- **白芥子是比較溫熱的藥物，服用能溫暖身體，透過溫肺化痰可幫助體內的痰排出來。**

⊙熱喘的調理和治療藥方

如果是熱性氣喘，會使用「麻杏甘石湯」（麻黃＋杏仁＋甘草＋石膏），作爲熱性哮喘的服用藥方。此外，「定喘湯」也是中醫常用的藥物，其中有兩種很特別的藥物：

- **白果，就是銀杏的果實，有定喘止咳的作用**
- **黃芩，可以清肺熱，把肺裡的發炎清掉，減少發炎。**

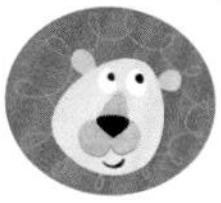

給爸爸媽媽的小叮嚀：

如何用聲音判斷孩子是否感冒了？

如果發生在小嬰孩身上，感冒時會聽到比較濁的聲音，就像水管裡有聲音在咕嚕、咕嚕轉動，英文叫作「rhonchi」。幼童感冒則會聽到「啵、啵、啵」像是泡沫的聲音；大一點的小朋友氣管比較粗，聽到的感冒聲音很像有人在耳朵旁邊搓揉頭髮的「嗶嗶啵啵」聲音，英文叫「crackle」，用來形容嚴重感冒，甚至是引發成肺炎的聲音。

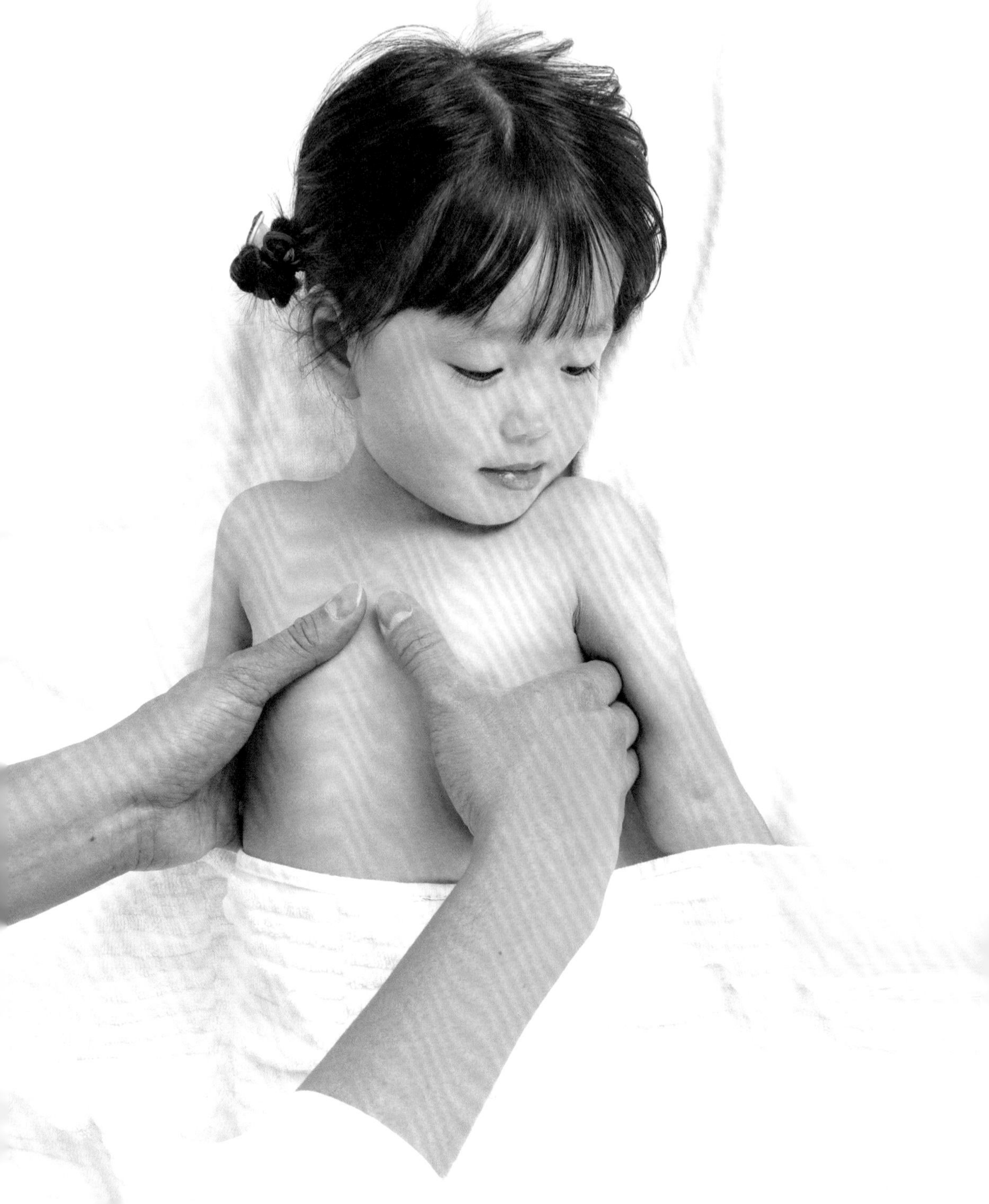

第3章

啓動自癒力的親子時間！按摩和藥浴

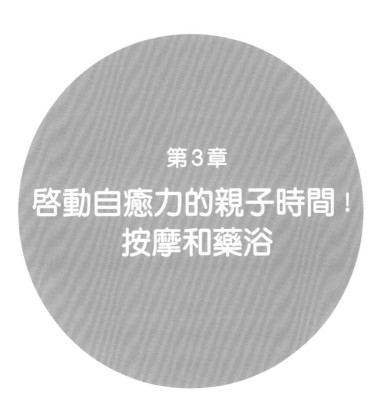

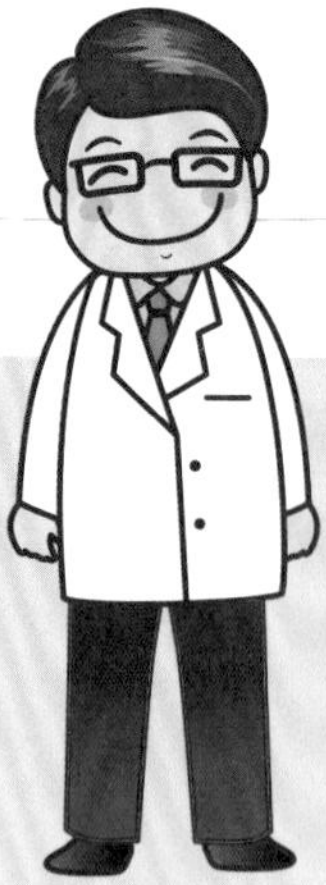

古人說「一針、二灸、三用藥」，中醫治療的第一步驟，不是吃藥，而是用「針」，以按摩、捏脊、藥浴等方式來刺激經絡及其上的重要穴位。

我們可以將穴位想像成開關，一旦「卡住」了，體內的氣血運行不順暢，就很容易積存毒素。藉由「針」的治療，可以幫助氣血正常循環，而能夠攜帶足夠的血液及能量滋養五臟六腑。臟腑功能強健起來，身體的自癒能力便能重新啓動，回復到健康的狀態！

氣喘、過敏性鼻炎兒必做！改善急、慢性疾病的按摩與捏脊

醫師的工作眞的很繁重，但是回到家之後，我和孩子晚上必做的兩件事，就是穴道按摩與捏脊。

穴道按摩和捏脊療法都是中醫治病的方法之一，可以調節經絡、促進氣血循環、改善臟腑功能等。尤其是患有過敏性鼻炎、氣喘等慢性疾病的孩子，或是孩子有感冒、發燒、消化不良、食欲不振等問題時，我都會建議家長幫孩子進行按摩及捏脊。不過，孩子若有異位性皮膚炎，一定要避開皮膚病灶，因爲越按皮膚反而會紅癢得更厲害。

不少家長都認爲按摩和捏脊需要專業的技術，其實不用想得太嚴肅，可以趁著和小朋友玩遊戲時，或是剛洗完澡，還沒給孩子穿上衣服前，「抓過來按一按」，小朋友會覺得好玩、不容易排斥，久了還會愛上按摩和捏脊，吵著要父母玩「抓抓、按按」遊戲呢！

⊙捏脊是捏椎脊兩旁的膀胱經

「捏脊」，其實並不是眞的捏脊椎，而是捏脊椎旁邊的經絡。大家應該都聽過「任督二脈」，任脈是在身體的前方，而督脈則在後背順著脊椎走，這是一條對身體非常重要的經脈。背部督脈的兩邊有膀胱經，牽連著許多穴位，經常刺激這些經絡及上面的穴位，可以幫助氣血循環、促進淋巴排毒、增進呼吸道機能，好處多多。

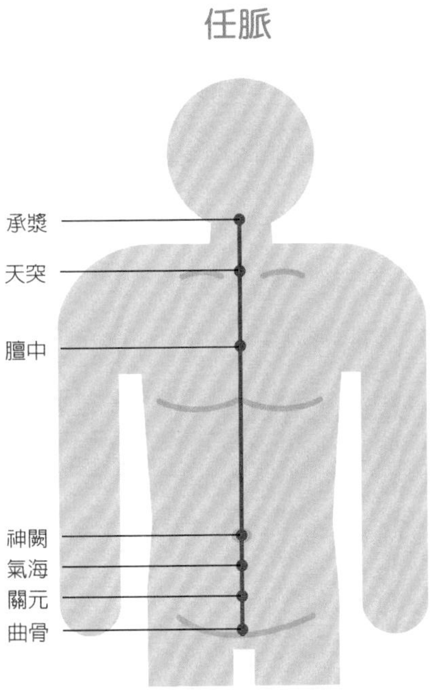

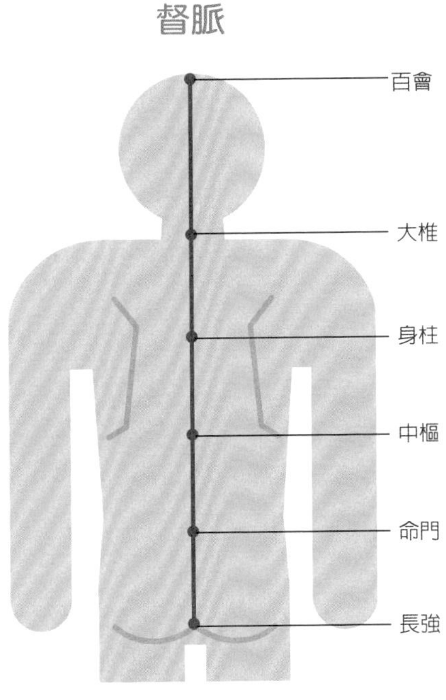

捏脊的方式很簡單，家長只需要用到雙手拇指指腹和食指，沿著小朋友的背脊，選擇從上而下或下而上，同一個方向地循序捏拿捻動脊椎兩側的皮膚。至於年紀小的嬰幼兒，可以用大拇指指腹以畫圈圈的方式輕輕推揉。

選擇穴位按摩的話，可以按幾個重要的穴位，一方面可調整免疫力，另一方面可藉由肌膚的親密接觸提增親子關係。接下來我將為大家介紹更多對應的穴位，幫助家長們實際施作。

給寶貝按摩的事前準備

❶準備嬰兒油或乳液

幫孩童按摩前，爸爸媽媽最好先在手掌塗抹一些嬰兒油或乳液，不只可以減少按摩時，接觸到孩子皮膚的摩擦力，按起來也會更滑順。

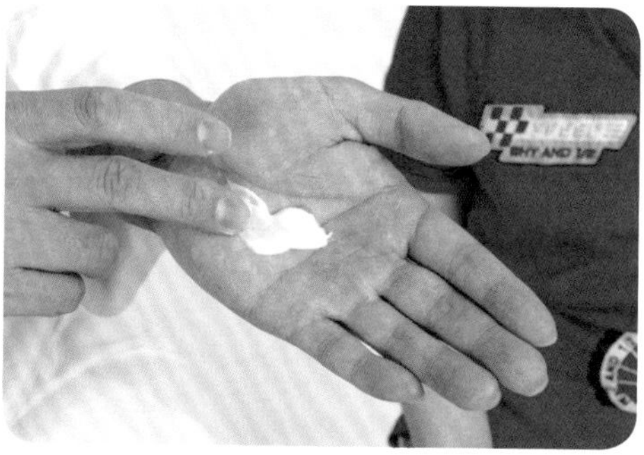

小朋友的肌膚柔嫩，按摩時可使用乳霜、乳液或嬰兒油當作潤滑劑，比較好推，避免擦傷孩子的皮膚。

使用前一定要先進行皮膚測試，測試的方法為：先在孩子的手臂找一小塊皮膚，擦抹一小滴油或乳液，等待30分鐘。30鐘之後若是該處出現紅色疙瘩（通常大約1～

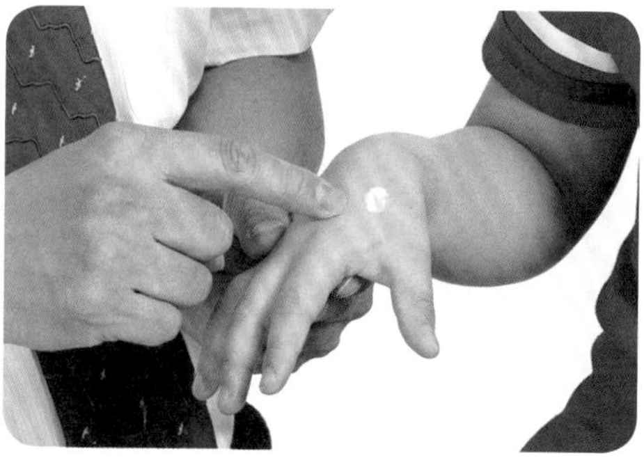

按摩前先取一點乳霜、乳液或嬰兒油，擦抹在孩子的手背上，做皮膚測試。

2小時後才消失），就表示孩子會對該款油或乳液過敏，必須改用其他產品。孩子的皮膚會吸收嬰兒油及乳液，因此按摩完後，並不需要特地清洗乾淨。

❷準備毛巾

按摩時，要在孩童身體下面墊一條毛巾。選用平常用的毛巾即可，有家裡的味道，孩子會比較有安全感。

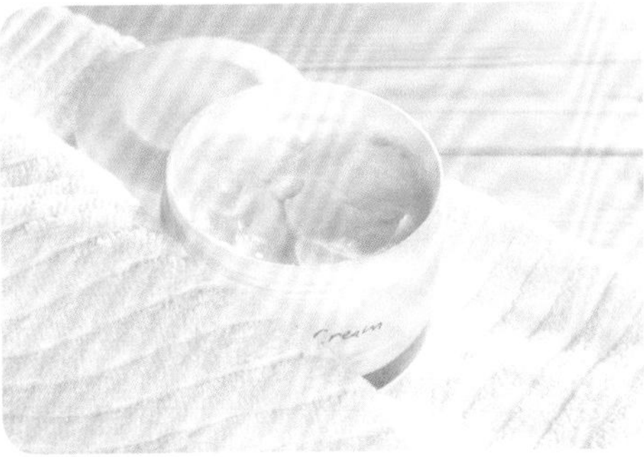
建議拿孩子平常使用的毛巾來幫他按摩。

❸按摩者要把指甲剪短

幫孩童按摩時，指甲記得剪短，以免刮傷孩子的皮膚。

❹按摩者手上不要戴飾品

包括手表、手鍊、戒指等，最好都先拿下來，否則按摩時容易刮到孩童，會不舒服，甚至受傷。

❺注意保暖，室溫維持在28℃左右

室內溫度以28℃左右最佳。幫孩子按摩時幾乎都會脫光衣物，因此要注意室溫不可太低，以免孩子著涼。倘若天氣太冷，也不宜進行。

❻什麼時候不適合幫孩童按摩：

1.孩子發燒或背部皮膚受傷，特別是有破皮時。

2.飯後30分鐘內。

3.孩童哭鬧、情緒不穩定時。

常用的按摩手法

中醫有所謂的「推拿八法」：按、揉、摩、推、掐、運、搓、搖。以下為大家介紹較常用於孩童身上的按摩手法。

常用手法：推法

用拇指指面（正、側兩面均可），或食指、中指正面，在選定的穴位上，做直線推動，稱「直推法」。用雙手拇指面在同一穴位，一起向兩端分開推，稱「分推法」，反之為合推法。

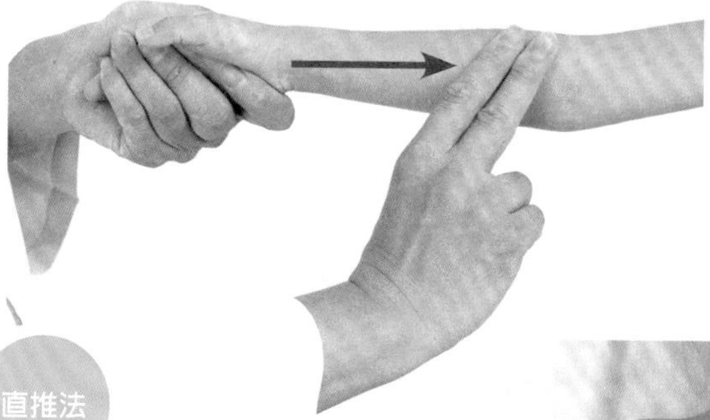
直推法

分推法
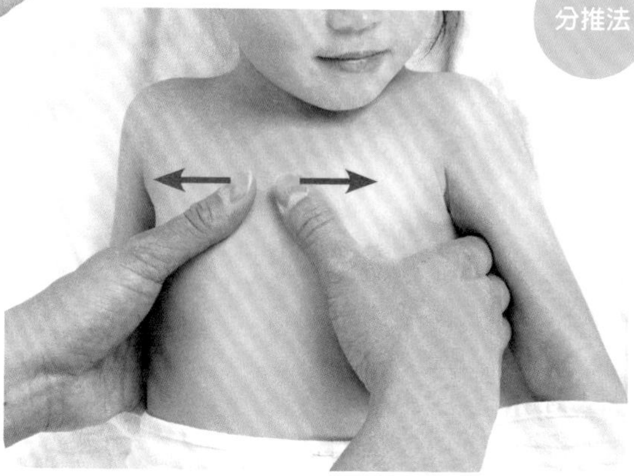

常用手法：旋推法

旋推法用拇指指面，輕附於治療的穴位上，依順時針或逆時針方向環旋移動。利用拇指在皮膚表面旋轉推動，帶動皮下組織。

手法頻率每分鐘150～200次。

施作的穴點位在每一根手指頭最末端，也就是第一指節處，從大拇指、食指、中指、無名指、到小指，依序是脾經、肝經、心經、肺經、腎經（中醫稱爲「五經」穴）。

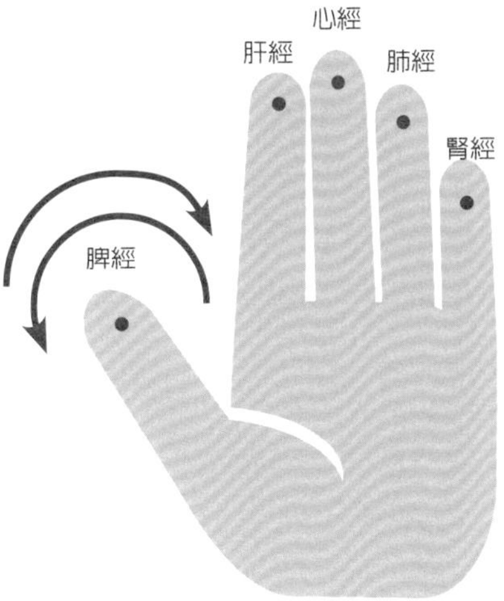

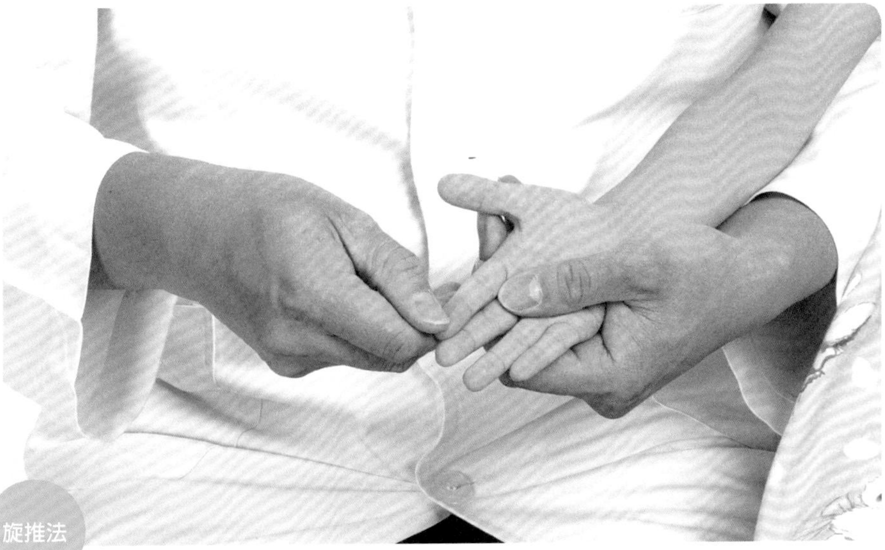

旋推法

常用手法：捏脊法

雙手的中指、無名指和小指握成半拳狀，食指半屈，拇指伸直對準食指前半段，然後頂住小朋友的皮膚，拇指、食指提拿皮肉，從尾椎兩旁雙手交替推移，一直推到大椎兩旁，才算是完成一回合捏脊。

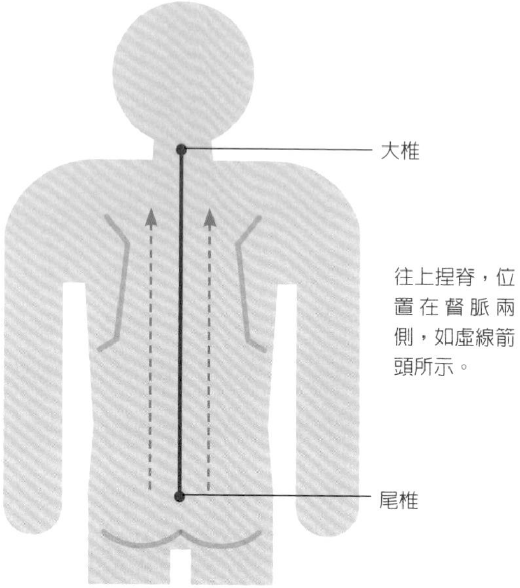
大椎
往上捏脊，位置在督脈兩側，如虛線箭頭所示。
尾椎

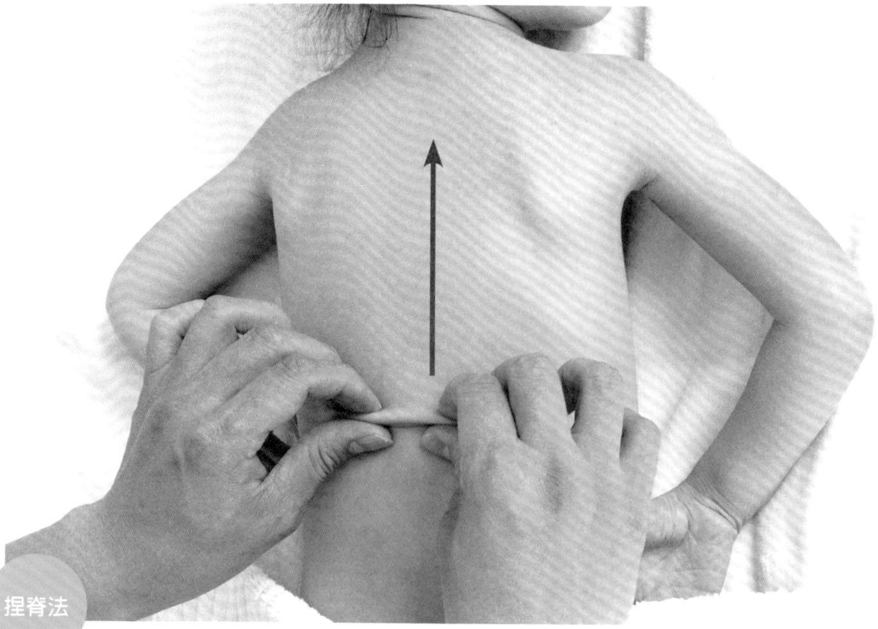

捏脊法

補、瀉手法

順時針按揉的手法叫作「補」，向心方向直推也叫作「補」。
逆時針按揉的手法叫作「瀉」，離心方向直推也叫作「瀉」。

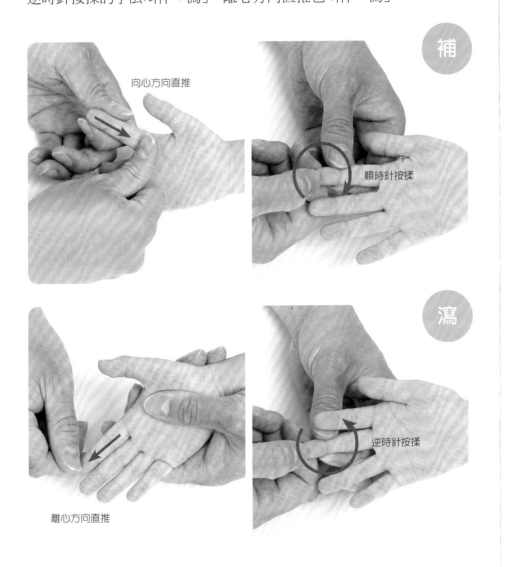

補

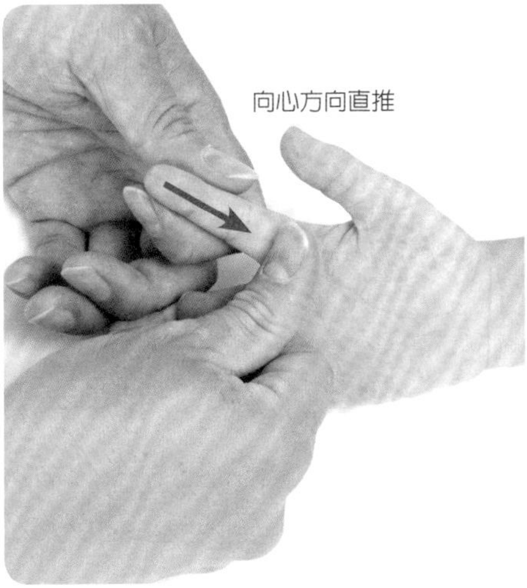

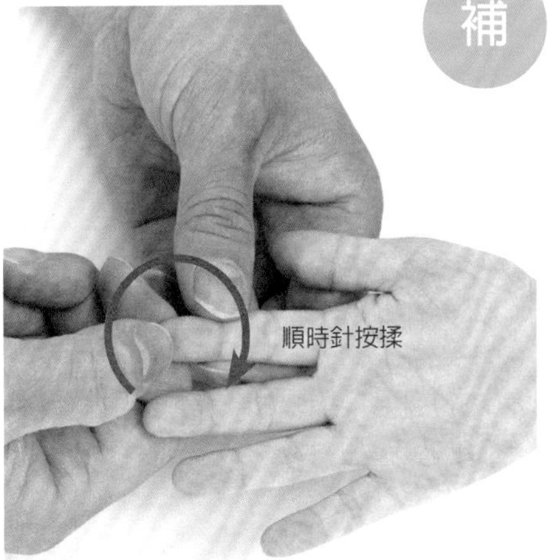

瀉

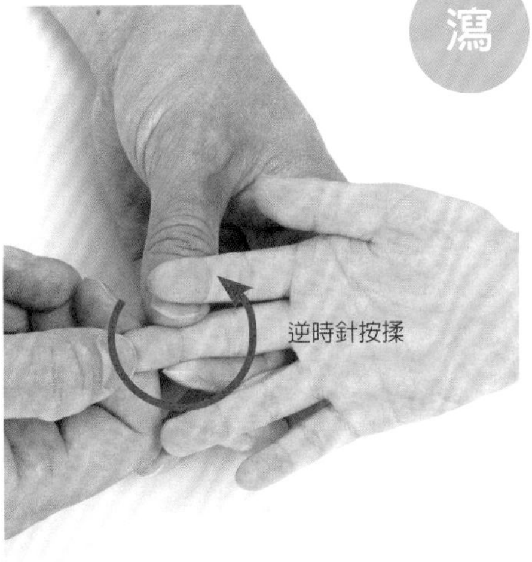

改善過敏性鼻炎、氣喘的按摩手法

與過敏性鼻炎有關的穴位，通常是在鼻子及臉部。連有氣喘的小朋友也適用。家長可針對以下的穴位，爲小朋友進行按摩。按摩前，家長記得雙手清潔後，塗點乳液或嬰兒油，減少摩擦力。

印堂、睛明、鼻通、迎香

印堂、睛明、鼻通（又稱上迎香）、迎香都在鼻子周邊，就鼻子構造來論，本來就需要疏通，才不會堵住。

根據美國小兒科醫學會官方雜誌《*Pediatrics*》發表的臨床試驗指出，光是針對這幾個穴位做針灸，在過敏性鼻炎的臨床症狀表現上有明顯的改善。而我自己進行的研究還發現到，台灣兒童使用針灸的比率並不高，其中原因或許是孩子普遍對針刺有恐懼，所以，臨床上我都建議家長運用穴位按摩來保健。

⊙取點

· 印堂穴位就在額頭兩眉毛之間。
· 睛明穴位在眼睛內角稍上方的凹陷處，這裡很靠近鼻淚管的眼睛端出口。
· 鼻通穴剛好是中鼻甲與下鼻甲交界的地方，又稱上迎香穴。
· 迎香穴則是在鼻子兩側，約莫在法令紋與鼻子切點處。

⊙**按法**

用食指從印堂順勢往下，或是用拇指和食指同時按住兩側穴位邊按揉邊往下。在每個部位局部以順時針做點按數分鐘，直至疏通。

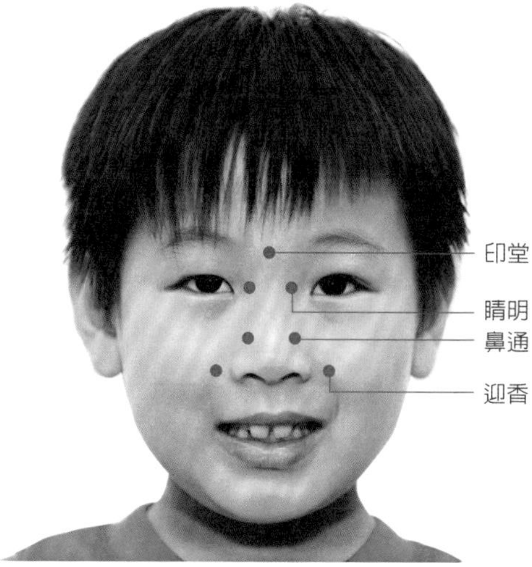

合谷穴

合谷穴不在臉部，而是位在手背虎口、第二掌骨中點的位置。合谷穴會一路上延到上頷竇的位置，所以牙痛、鼻竇炎都與合谷穴有關。可以教孩子使用另一隻手的拇指與食指，按壓另一隻手的這個穴位，按到有點痠痠脹脹的，才是真正按到穴位。痠脹處每次按壓五分鐘。

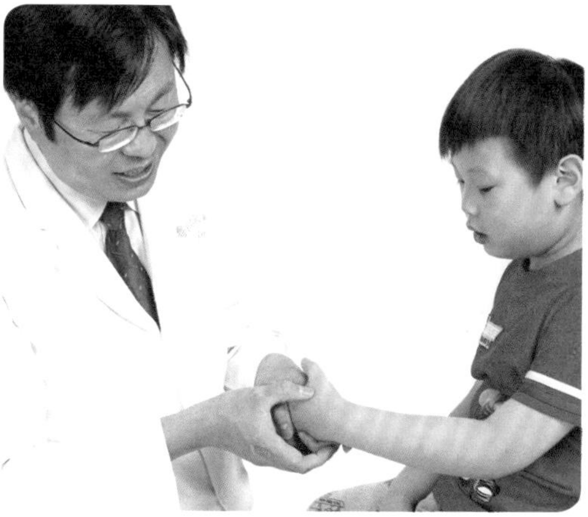

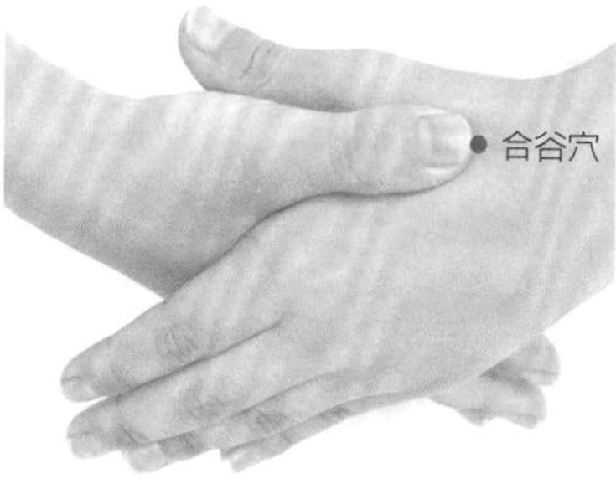

家長可以教小朋友兩手虎口交握，拇指按壓到的虎口處，即另一隻手的合谷穴。

魚際穴、少商穴

按壓這兩個穴位，對於喉嚨發炎、輕微發熱都有幫助。

魚際穴位在手掌面，在第一掌指關節後，掌骨中點的赤白肉際處。魚際穴這一點，剛好是肌肉和骨頭的地方。少商穴則位於大拇指外側，離指甲根部約兩公釐的地方。

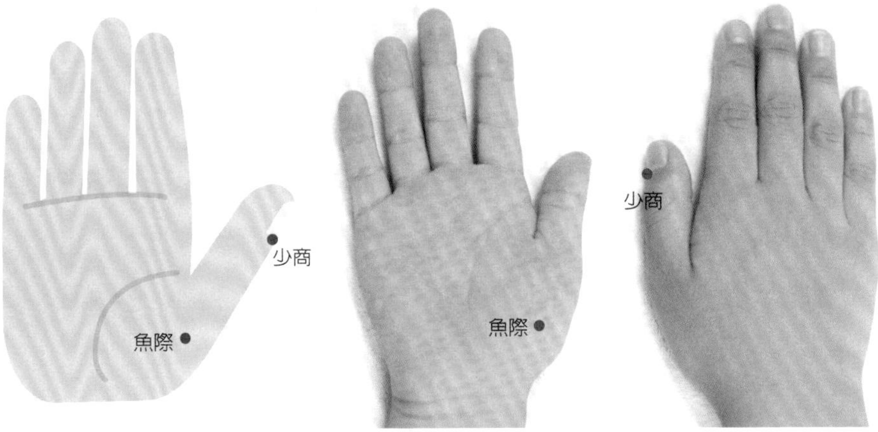

足三里穴、豐隆穴

小朋友氣喘、感冒時，容易肺脾氣虛，可以按足三里穴，這裡是胃經經過小腿的地方，可以幫忙改善脾胃功能。

若痰太多，則可按豐隆穴，幫助袪痰。

⊙取點

· 足三里穴

足三里穴位在膝蓋外凹陷下三寸（相當於自己除拇指外其他四指併攏的寬度），脛骨外一橫指處。

經常點按足三里穴，有助健脾益氣，強壯體質，預防氣喘與過敏性鼻炎復發。

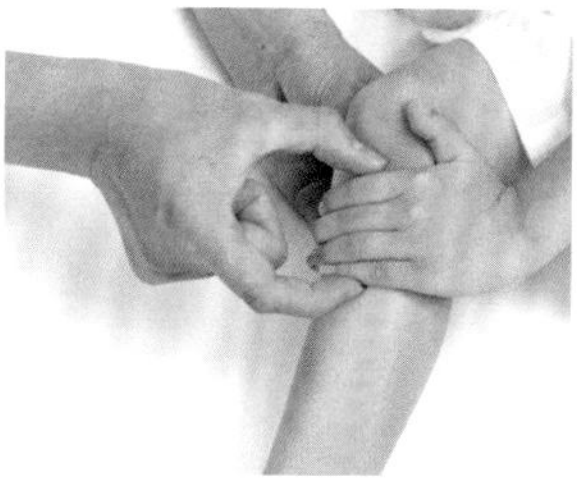

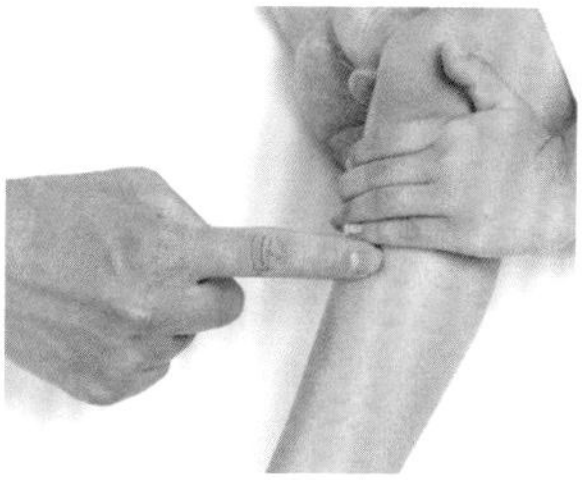

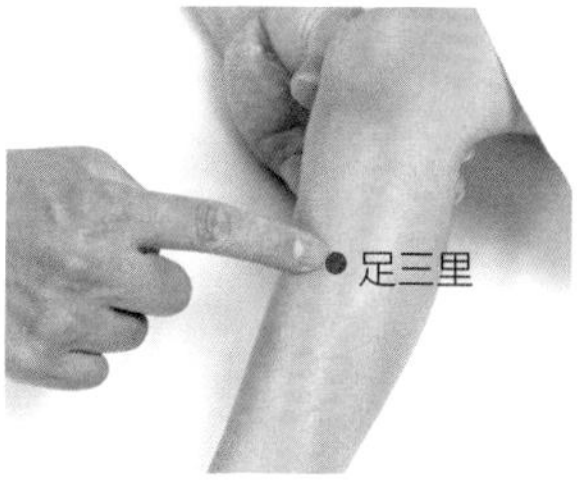

· 豐隆穴

豐隆穴位在小腿前外側，外膝膝蓋下方凹陷處與外踝尖連線的中點處。按摩豐隆穴還能中和胃氣、化痰濕，減緩咳嗽、眩暈、腹痛、下肢痛、咽喉腫痛等症。

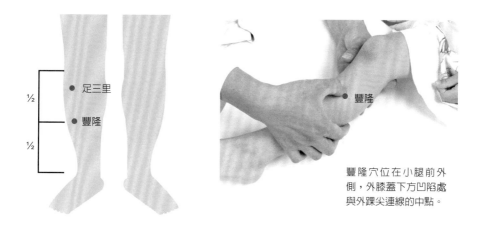

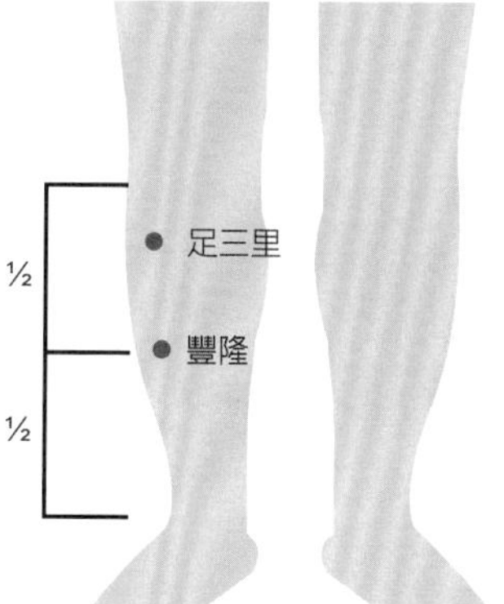

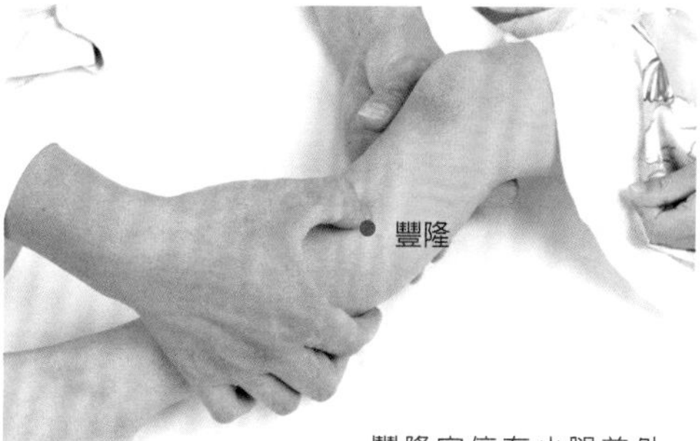

豐隆穴位在小腿前外側，外膝蓋下方凹陷處與外踝尖連線的中點。

天突穴

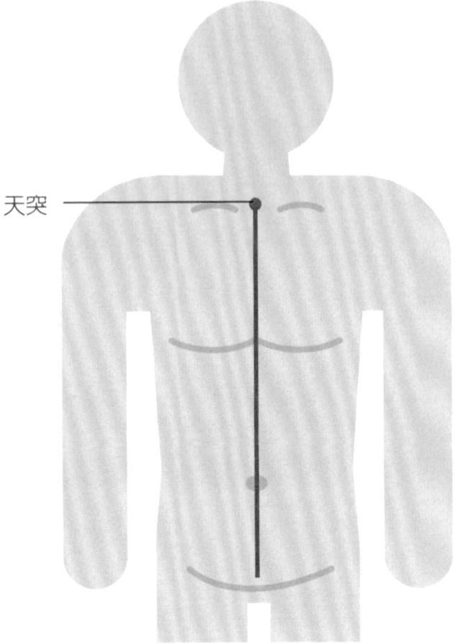

⊙**取點**：天突穴位在頸部下端，胸骨上窩的正中間。

⊙**按法**：用食指或中指指腹慢慢地點按天突穴1～2分鐘，有宣肺化痰、治療咳嗽、支氣管哮喘、咽喉炎、扁桃腺發炎等功效。

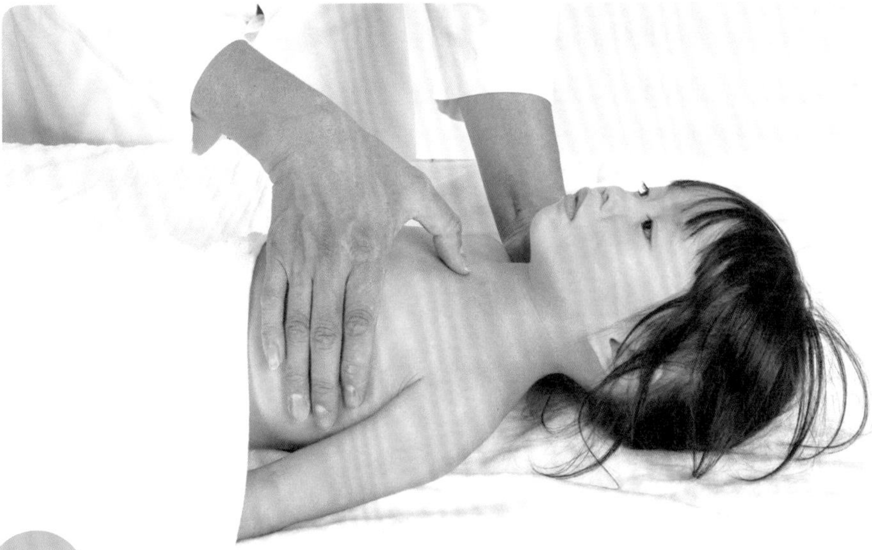

按揉法

膻中穴

⊙取點：膻中穴位於胸骨正中線上，在第四根肋骨平行的間隙與兩乳頭之間的中間點。

⊙按法：用食指或中指的指腹按揉膻中穴3～5分鐘，能調氣降逆、清肺化痰，治療咳嗽、支氣管哮喘等症狀。可先按揉後，再分推膻中穴。分推的手法：用拇指從中心點往外平行推出。

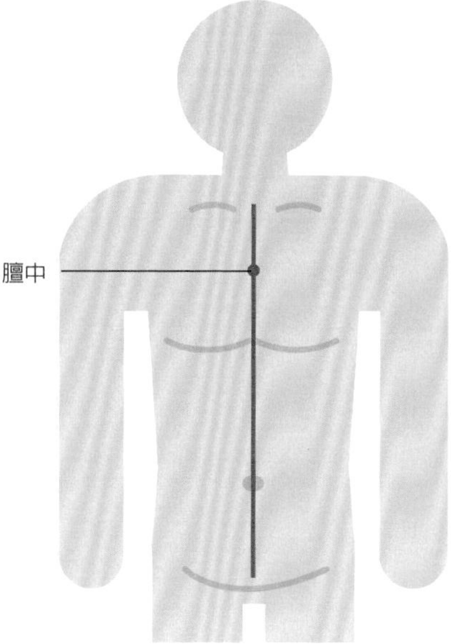

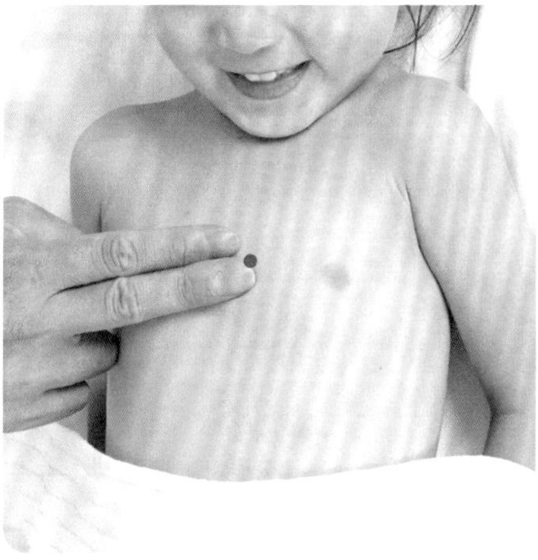

按揉膻中穴

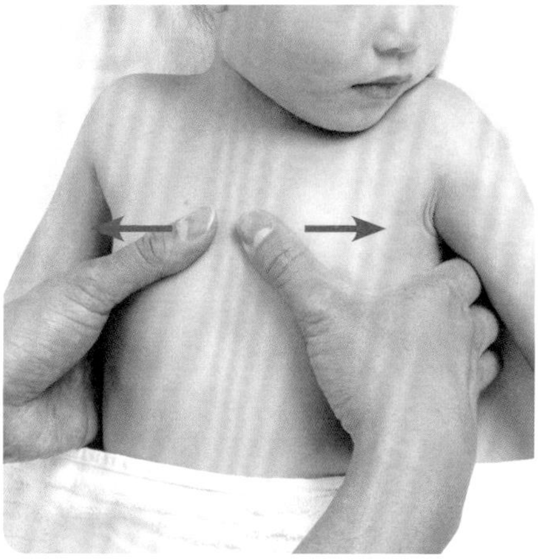

分推膻中穴，用拇指從中心點往外平行推出。

背部按摩和捏脊手法

背部穴位

主要有大椎、風門、肺腧穴（「腧」是「俞」的同義字，發音ㄕㄨ）三個穴點，可以用指揉或掌揉，每次三分鐘。

⊙取點：

· 大椎穴位在頸部下端，第七頸椎棘突下凹陷處。身體坐直，往前低頭，頸椎突起的地方就是大椎穴。

· 風門穴位在大椎下方，第二胸椎下凹處，左右兩側各兩公分的地方。

· 肺腧穴位在大椎下方，第三胸椎下凹處，左右兩側各兩公分的地方。

· 脾腧穴位在大椎下方，第十一胸椎下凹處，左右兩側各兩公分的地方。

· 腎腧穴位在大椎下方，第十四椎下凹處，左右兩側各兩公分的地方。

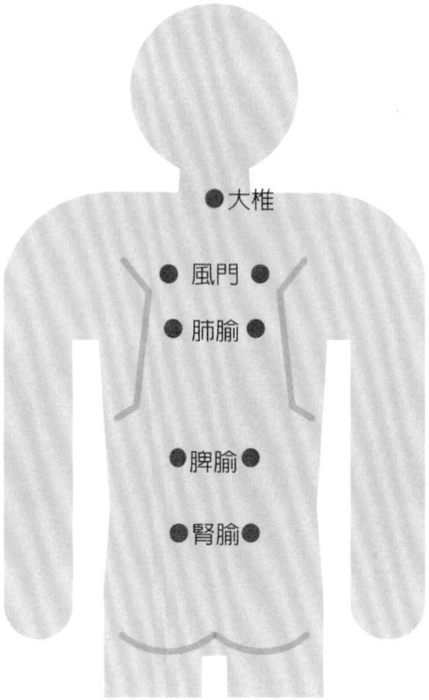

⊙按法：

1.以指或掌推揉大椎、風門、肺腧、脾腧、腎腧各三分鐘。

2.擦督脈（脊椎）旁的膀胱經五次。

3.循督脈（脊椎）旁的膀胱經捏脊五次。

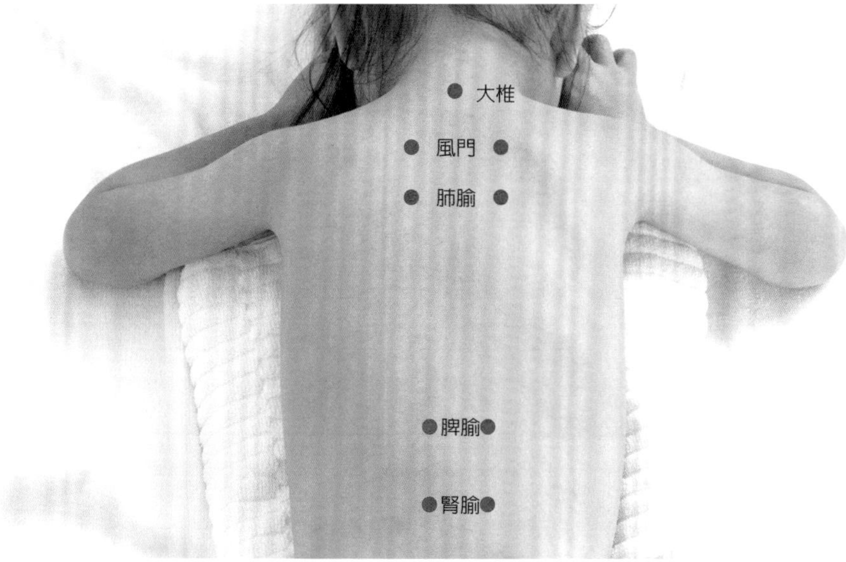

給爸爸媽媽的小叮嚀：

疏通膀胱經能緩解各種不適

簡單來說，膀胱經是人體的十二經脈之一，從內眼角開始，沿著頭頂延伸至身體的背部，一直向下走到腳跟，是一條盤踞整個身體，相當長的經絡，涵蓋67個穴位，左右合計134穴，其中包括睛明、大椎、風門、肺腧、脾腧、腎腧等穴位，只要疏通這條經絡就能緩解各種不舒服的症狀，所以也被稱為「健康大道」。

⊙捏脊法：

先把孩子的上衣脫掉，讓他俯臥在床上，兩腿伸直，全身放鬆，可在下半身覆蓋毛巾避免著涼。

家長可站在小朋友的一側（通常為左側），雙手各四指呈現半握拳狀，用指背在孩子的背脊兩側，沿著背骨中線，由下而上反覆捏起皮膚5～6次。

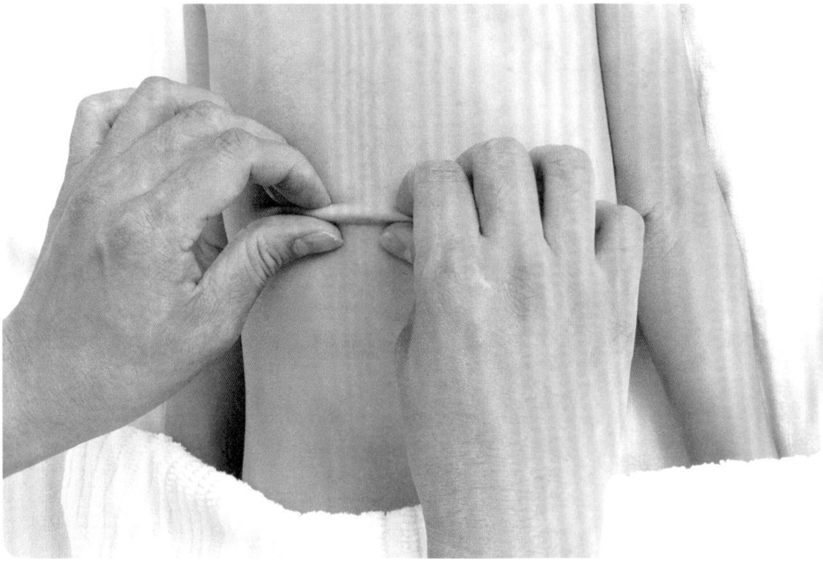

捏脊完成後，小朋友背部皮膚會些微微泛紅，屬正常現象。

★捏脊的注意事項：

1. 幼兒的皮膚薄，按摩者的指力要放輕柔，速度也要慢。
2. 皮膚捏得太厚、太緊，小朋友會感到疼痛；捏得太薄太鬆，皮膚容易從手中滑脫捏不起來，會影響療效。

適合氣喘、過敏性鼻炎孩童的中藥藥方

不少家長會拿著藥方問我：「網路上流傳的中藥藥方，是否適合過敏的孩子服用？」

我看了一下配方，其中有些可以使用，但不少是以訛傳訛的錯誤配方。小孩子的體質非常嬌貴，建議各位家長最好還是先諮詢中醫師才使用，千萬不要隨便到中藥行抓藥給孩子吃啊！

下面我將提供幾帖門診常用的中藥飲方，適合給氣喘、過敏性鼻炎的小朋友調理保養，至於異位性皮膚炎的孩子，則建議使用藥浴來改善。不過，這幾帖藥只適合作為居家保健用，對於病況一般的孩童具有改善的效果。如果是病情較複雜的，建議家長諮詢合格的中醫師是否合適使用。

健脾益肺飲

材料（飲方）：

黨参5錢＋茯苓4錢＋炒白朮4錢＋生甘草2錢＋黃耆3錢＋山藥5錢＋枸杞3錢＋紅棗5錢

這是一帖可以單獨飲用，也可以加入排骨、雞肉來進補的藥膳方。

前面四味藥：黨蔘、茯苓、炒白朮、生甘草，叫作「四君子湯」。「君子」顧名思義，給人正氣凜然的感覺，可以補身體裡頭，特別是加強脾、腸胃及肺部的「正氣」，如果是「肺脾氣虛」的人，像是氣喘、過敏性鼻炎的小朋友都可以食用。

一般「四君子湯」的配方是使用人參，但是對有些小朋友人參會太燥，可以改用黨參，可以有健脾補氣的效果。也可以把黨參換成西洋參，可以補肺又不會太燥。

⊙療效

藥方中加入黃耆可以調節全身的氣。山藥平補氣陰，可以改善消化不良的情況。甘草則有「和中」的效果，能讓藥性在身體裡面行走。黨參有「益氣生津」的作用、炒白朮也有「健脾燥濕」的效果，都有助加強脾胃功能、減少濕氣，從而減少小朋友的痰和鼻涕。紅棗則有「補益脾肺」的作用，不過紅棗吃太多肚子會脹氣，只要加3～5顆即可。配方加枸杞，一則可補肝腎、明目，一則是取其甜味，甜甜的小朋友比較容易接受。

⊙使用法

最簡單的作法是用電鍋煮。可以和排骨或雞肉燉煮成湯。

把肉和藥材一起放入電鍋內鍋，加水淹過藥材2公分，外鍋放2～3杯水，等電鍋跳起來之後，再悶煮5分鐘就可以食用了。

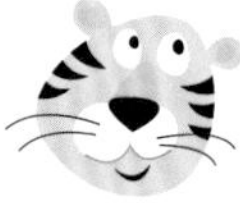

給爸爸媽媽的小叮嚀：

中醫用藥的「君、臣、佐、使」原則

中醫在用藥時，經常不只開立單一藥方，而會以「君、臣、佐、使」的原則，讓藥的作用交互配合，成功地發揮藥性，往身體需要補強的臟腑方向導入。

「君」藥是最主要作用的藥。「臣」則是輔助君藥藥性起作用的藥。「佐」藥在於協助治療主要證型以外的其他夾雜症狀，或是減少藥物過於峻烈的副作用。「使」藥具有傳令兵的概念，傳令君藥要往哪個部位去，讓藥性可以正中目標。

改善手腳冰冷

材料（泡澡用）：

桂枝5錢＋紅花5錢＋細辛3錢＋乾薑5錢

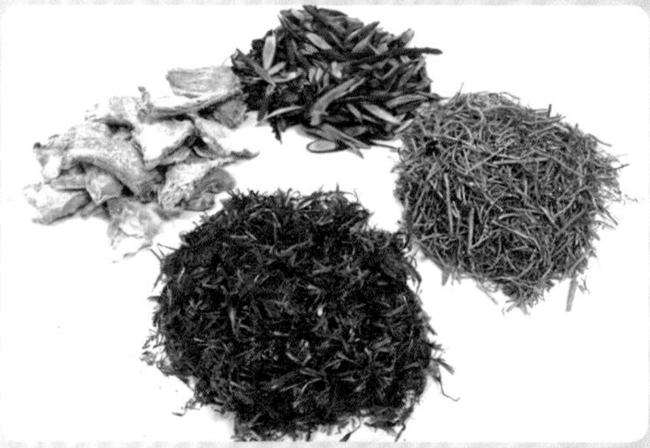

這帖藥方可泡澡或單純泡腳，讓身體比較溫暖，加強代謝循環，有過敏性鼻炎及氣喘的小朋友，使用後會比較好入睡，幫助一覺好眠。

⊙療效

紅花可活血，適用於小朋友冬天手腳冰冷、容易感冒的症狀。

⊙使用法

❶準備大湯鍋。加水蓋過藥材約3公分，開大火煮滾後轉小火，煮約15分鐘後關火。

❷過濾掉中藥材，取出藥液，此爲第一份藥汁。

❸將中藥材再煮一次，第二次只需加水蓋過藥材即可，同❶開大火煮滾後轉小火，煮約15分鐘後關火，過濾中藥後，即爲第二份藥汁。

❹將第一、二份藥汁混合，一帖藥可以分作兩天使用，每晚洗浴一份即可。

❺將一份❹的藥汁倒入37℃洗澡水中即可泡澡，水位不能高於心臟，約泡10～15分鐘，讓身體微微出汗即可。浴後再用清水沖乾淨。

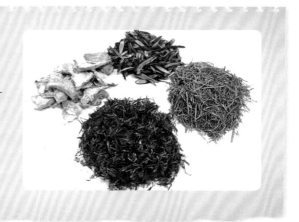

預防風寒感冒

材料（泡澡用）：

紫蘇葉5錢＋桑葉5錢＋麻黃5錢＋桂枝5錢

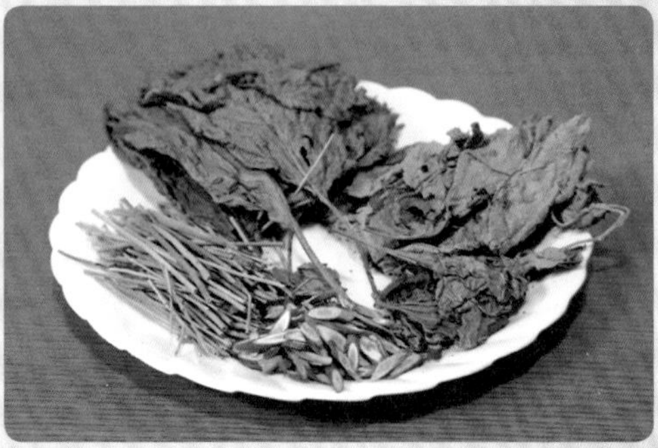

當孩子感冒了，初期症狀出現全身肌肉痠痛時，可以使用這帖藥方泡澡，幫助發汗解表，讓風邪從肌膚發散排除掉，感冒就會好了。

⊙療效

這帖藥中，紫蘇葉能幫助去風寒，逼出身體的寒氣。麻黃、桂枝有助於身體發汗解表。桑葉能幫助清肺熱，讓身體的熱有出口散發出來。

⊙使用法

❶準備大湯鍋。加水蓋過藥材約3公分，開大火煮滾後轉小火，熬煮約15分鐘後關火。

❷過濾掉中藥材，取出藥液，倒入37℃的洗澡水中，直接泡澡。水位不要高過心臟，約浸泡10～15分鐘，身體微微出汗即可。不需要另外再沖洗一遍。

★注意：芳香類的藥材具有揮發性，所以只能煮一次，煮第二次的效果不彰。

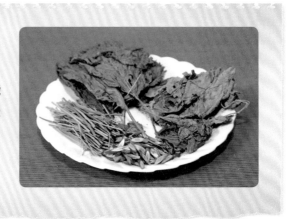

預防風熱感冒

材料（泡澡用）：

金銀花8錢＋白菊花8錢＋桑葉5錢＋薄荷2錢

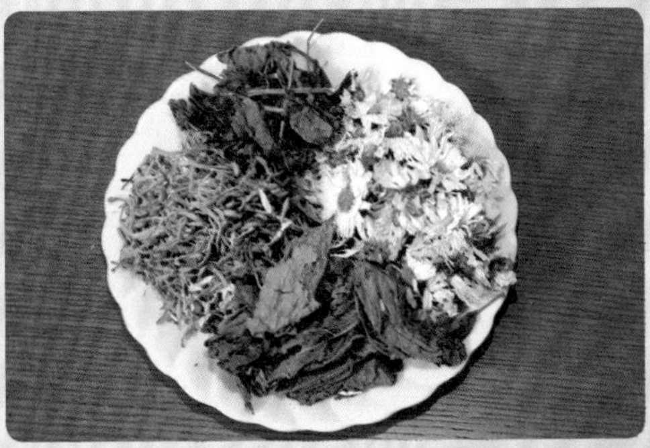

這帖藥是具揮發性的辛涼藥物，能幫助身體「解表」，小朋友感冒出現發炎的症狀，比如說喉嚨痛或是發燒，泡澡讓身體的汗發出來，體表的外邪就容易退掉了。

⊙療效

這一帖藥使用了葉子及花朵類，都是很輕盈的中藥材。輕盈的藥材，藥性會往身體上面行走，所以很適合發燒、喉嚨痛、頭痛、眼睛紅、肌肉痠痛……等，上半身出現問題的時候泡澡用。

⊙使用法

❶準備大湯鍋。加水蓋過藥材約3公分，開大火煮滾後轉小火，熬煮約15分鐘後關火。

❷過濾掉中藥渣，取出藥液，倒入37℃的洗澡水中，直接泡澡。水位不可高過心臟，約泡10～15分鐘，讓身體微微出汗即可。不需再另外洗澡。

★注意：芳香類的藥材具有揮發性，所以只能煮一次，煮第二次的效果不彰。

改善慢性咳嗽

材料（飲方）：

川貝粉2錢+
燉雪梨（去皮）2顆+
冰糖少許

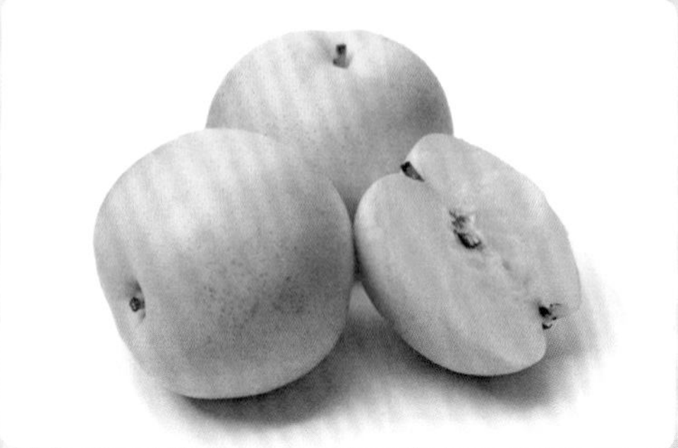

這道甜品具有清火、潤肺和止咳的效果，是季節更迭轉涼時的滋補飲品。

⊙療效

川貝味苦且甘，有化痰止咳、清熱的效果，常用來潤肺、清肺熱，是治療久咳痰喘的良藥。

雪梨味甘、性寒，同樣有清熱、化痰、止咳的作用，能生津潤燥，特別適合秋天食用。對於急性氣管炎和上呼吸道感染伴隨的咽喉痛、音啞、痰稠都有很好的舒緩效果。

⊙使用法

川貝粉與去皮的雪梨，放進燉盅內，加少許水（八分滿）和冰糖，放入電鍋內鍋，外鍋加2杯水，待電鍋跳起後，即可食用。

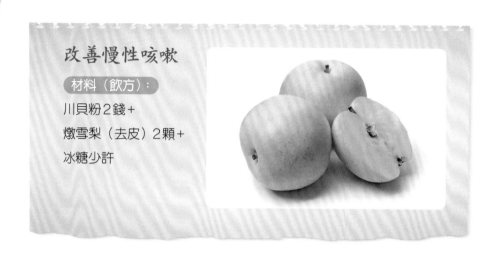

給爸爸媽媽的小叮嚀：

中藥有分「上品、中品、下品」

從神農氏嘗百草的古老年代開始，老祖宗就已知道有些中藥沒毒性，多服久服都不會傷害身體，而且有益健康。又有一些藥具有治病的作用，沒有毒性或雖然有毒性但可斟酌使用。另有一些藥為了治病可以短期使用，但是毒性強，吃太多對身體不好。古書《神農本草經》就根據上述的藥性作用把中藥分為三品：上品、中品、下品。（各位可把「品」字想成是等級的意思，比較容易理解。）

- 「上品」是很好的藥，久服會延年益壽，怎麼吃都對身體有益，而且幾乎沒有毒性。舉例來說，在常見的中藥材中，黃耆就屬上品，沒毒性，也沒有不良副作用，可補益脾肺，能放心入藥及入菜。
- 「中品」有一些治療成分，但是用久了會有副作用，譬如比較苦寒的藥，久服會拉肚子。
- 「下品」就用在治病時，可能具有毒性，所以用量要少，而且不能久用，必須非常小心地使用，否則不只有副作用，還可能造成中毒。例如，附子、鉛丹、大戟等。

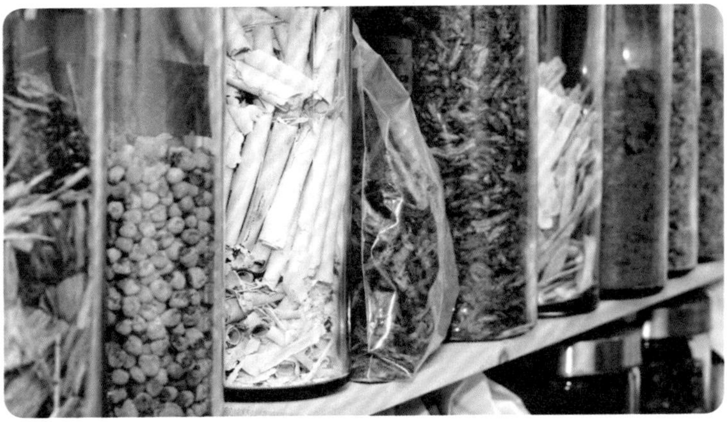

幼齡期的異位性皮膚炎最好用藥浴治療

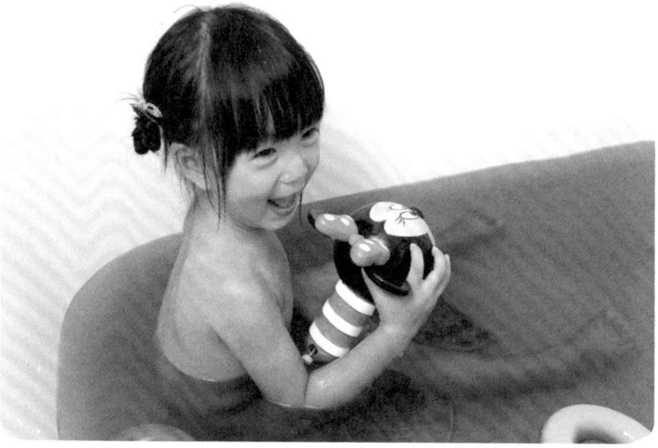

嬰兒期的異位性皮膚炎有個特點，就是病灶處看起來會比較紅，有時候還會濕濕的，屬於「熱」夾雜「濕」的證型。前面已經提過異位性皮膚炎不宜採用按摩的方式，會讓皮膚發炎得更厲害，因此建議使用具有「清熱袪濕」效果的中藥，以藥浴方式來治療。此外，月齡太小的嬰兒也比較適合採用藥浴方式。

年紀較小的異位性皮膚炎患者，病灶通常是全身性的，使用全身藥浴效果最好，如果小朋友臉上也有病灶，就使用小毛巾沾濕中藥材局部輕拍即可。大一點的小孩，使用全身藥浴比較不經濟，在費用考量下也建議作局部濕敷就好。我通常會請家長去買無菌的紗布，以無菌紗布沾取藥汁濕敷在病灶處約 10 ～ 20 分鐘，進行局部加強。

最佳水溫 30 ～ 37℃，不可搓洗皮膚

有一點要注意，異位性皮膚炎的小朋友，無論是洗澡或藥浴，水溫

都不能太高，否則會讓病灶處更癢，而且忌諱洗、搓皮膚，有些不知情的家長，一開始都會拚命爲小孩搓洗，結果更嚴重了。同時建議使用清水洗浴就好，避免香皂或沐浴乳的化學成分傷害皮膚。

洗澡的水溫最好比體溫低，大約30～37℃左右。溫度太高，血管的流通性高，皮膚會變得紅紅的，反而更不舒服。一般泡10～20分鐘就可以了。

此外，泡澡完後，不用再另外沖洗。泡完後，沒病灶的地方可以塗抹乳液，保持皮膚滋潤，有病灶的地方，可請中醫師開立具清熱效果的塗藥，像是含有黃芩、黃連、苦參等成分的藥膏，幫助「清熱利濕」。如果真的癢得很厲害，家長可以預備一些蘆薈膠，放在冰箱冷藏庫裡，當小孩突然身體發癢時，把冰涼的蘆薈膏塗抹在病灶上，可幫助鎮定收縮。

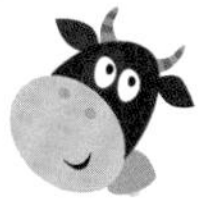

給爸爸媽媽的小叮嚀：

異位性皮膚炎的保養方式也要隨季節變化

異位性皮膚炎的患者，在氣溫比較高、濕度比較重的夏季，皮膚顏色會偏紅，用手臂觸摸病灶處皮膚，會明顯感覺溫度比較高，有局部發熱的現象，可以使用蘆薈等具有清熱效果的中藥來舒緩症狀與保養。如果流湯或流水的話，可以灑中藥粉去「收」，減緩皮膚的「濕熱」表現。藥浴則建議使用偏涼的藥材，例如薄荷、金銀花等，浴後孩子的皮膚會比較乾爽。

此外，秋冬天氣轉涼時，異位性皮膚炎會呈現乾燥現象，皮膚會脫屑、乾癢，甚至出現魚鱗般龜裂情形，全身摸起來特別粗糙、有顆粒感，而且是全面性的，不是只有病灶而已，毛衣掀開來還會掉下一些皮屑。這時候就要加強保濕了，洗浴後一定要塗抹保濕乳液。到了冬天，乳液更是必須，最好使用滋潤型的，也可以使用具滋潤作用的中藥材來藥浴，例如何首烏、黃精等。

務必慎選乳液

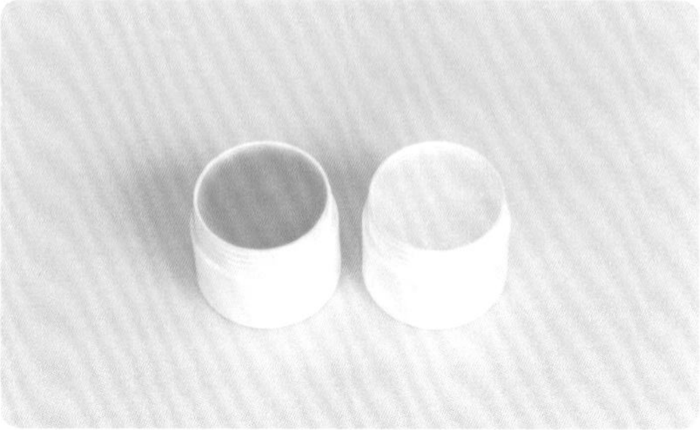
異位性皮膚炎小朋友使用的藥膏，絕對不可摻有人工香料。

給異位性皮膚炎小朋友使用的乳液一定要避免人工香料。此外，滋潤型的乳液有分不同強度和等級，有些家長感覺凡士林很好用，但有些人卻覺得不透氣，很油。凡士林屬於油膏類（oil），滋潤性較強，但比較不透氣，另一種乳液類（lotion），比較水一點，也比較不滋潤。最好依照小朋友實際的感受去調整使用量和使用方式。

常用的異位性皮膚炎藥浴方

小朋友異位性皮膚炎的盛行率，每年都有增加，這幾年的調查數據，也比以往高出許多，在已開發國家和都會區，小病患的罹患人數比起30年前已增加了2～3倍，除了先天遺傳因素外，也與環境汙染、飲食內容密切相關。以下將提供幾帖常用的中藥藥方及適合異位性皮膚炎小朋友泡澡的藥浴方，都是臨床上非常常用，家長也容易購得的藥方。價錢不貴，每帖藥約在100～200元左右。

飲食也是改善異位性皮膚炎的另一大重點，有關全面性的飲食管理，將於後續第4章爲大家說明，除了介紹理想的飲食原則外，也會提供適合全家人一起享用的食譜。

異位性皮膚炎藥浴方❶

藥材：

金銀花10錢＋黃精10錢＋生甘草5錢＋薄荷3錢

金銀花有「疏散風熱」的效果，特別是皮膚表面的熱，黃精則有滋潤、補陰的作用，生甘草藥性溫和，可緩和所有藥物的性味，不讓單一藥性太強。薄荷容易揮發，性味辛涼，還可以袪風透疹止癢，協助清除皮疹的熱邪。小朋友如果皮膚紅癢得很嚴重，金銀花可以多一點，加量到15錢；如果皮膚非常乾燥，黃精多一點到15錢，其他的都是固定的劑量即可。

⊙事前準備

❶準備大湯鍋。加水蓋過藥材約3公分，浸泡15～20分鐘，開大火煮滾後轉小火，熬煮約15分鐘後，加入薄荷再悶煮5分鐘，取出藥液備用，此為第一份，第一晚使用。

❷加水蓋過藥材（水量比第一次略少）再以小火續煮20分鐘，取出藥汁，以鍋蓋或保鮮膜蓋妥保存藥氣，待冷卻後放入保鮮盒置入冰箱保存，此為第二份，可於第二晚使用。

⊙使用法

❶一帖藥可分作兩天，每晚洗浴一份即可。

❷直接將藥水倒入30～37℃的洗澡水中直接泡澡，約泡15～20分鐘，不需再另外沖洗。

❸年紀大的異位性皮膚炎患者，可以用紗布巾沾取藥汁，濕敷在病灶處約15～20分鐘。敷完不需再沖洗。

異位性皮膚炎藥浴方❷

藥材：

荊芥穗3錢＋防風5錢＋黃柏5錢＋苦參根5錢＋金銀花5錢＋白鮮皮1兩＋地膚子1兩、蛇床子1兩＋蒲公英5錢＋紫花地丁5錢＋冰片（另用布包）2錢

⊙事前準備

❶準備大湯鍋。加水蓋過藥材約3公分，浸泡15～20分鐘，開大火煮滾後轉小火，熬煮約15分鐘後，加入冰片（另用布包）再煮5分鐘，取出藥液備用，此爲第一份，第一晚使用。

❷加水蓋過藥材（水量比第一次略少）再以小火續煮20分鐘，取出藥汁，以鍋蓋或保鮮膜蓋妥保存藥氣，待冷卻後放入保鮮盒置入冰箱保存，此爲第二份，可於第二晚使用。

⊙使用法

❶一帖藥可分作兩天，每晚洗浴一份即可。

洗浴前，可以清水洗澡，避免使用含皂類的香皂，藥浴必須等小朋友沐浴後再浸泡，且浸泡藥浴後不需再沖洗。

❷澡盆水溫不宜太高，需低於體溫約30～37℃左右。將中藥液倒入澡盆水中混合後，水位不可高過心臟，浸泡時間以15～20分鐘爲宜。

❸心臟以上和臉部用紗布巾或小手帕沾取藥液，濕敷小朋友患處。小心，避免讓幼兒喝到藥浴湯汁。

❹浴後不需沖洗，可幫寶寶塗抹無香精成分的保濕乳液。

★注意：傷口潰爛或有感染疑慮者，建議暫時不要藥浴，應先諮詢專業的中醫師。

異位性皮膚炎常備藥

異位性皮膚炎的小朋友，除了用藥浴治療之外，還可以常備「三黃粉」。三黃粉的成分是黃柏、黃芩、黃連，家長可以至中藥行，請店家將黃柏、黃芩、黃連以2：2：1的比例磨粉，用「100目」（編注：篩子或濾網的尺寸。100目爲1平方英寸有100個篩孔的濾網。）的濾網過篩去掉藥渣，再用小罐子裝起來就是非常好用的三黃粉，適合塗抹於異位性皮膚炎的傷口，特別是病灶紅癢到濕濕黏黏時，只要灑一點三黃粉在傷口上，隔天傷口就會乾掉，而且很快就會結痂。

倘若家裡沒有藥膏，可以用一點點橄欖油或苦茶油局部外塗在皮膚發紅的乾燥處。但若是湯湯水水的傷口就不宜。

此外，異位性皮膚炎的小朋友也可以常服用龜苓膏，加一點蜂蜜會比較好入口。龜苓膏的龜板所含的膠質成分有滋潤效果，金銀花、土茯苓則可以清熱利濕。

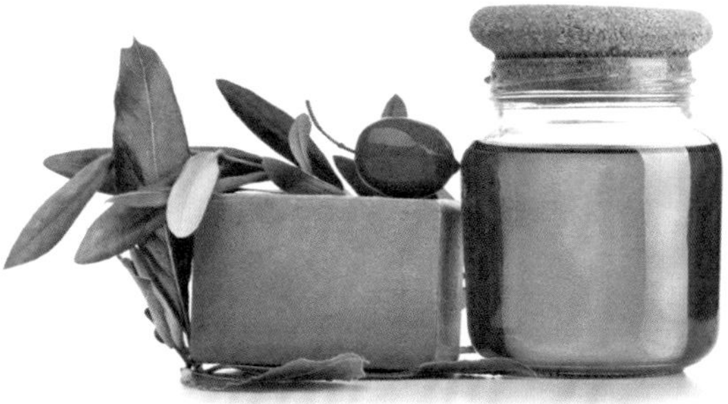

異位性皮膚炎的分類及中醫常用藥方

證型	臨床特徵	治療法	常用藥方
風熱夾濕（多見於嬰兒期）	①發生於身體各部位，尤以頭、臉部、四肢最常見。 ②發病迅速，皮膚潮紅，皮疹以丘疹、斑疹和斑丘疹為主，伴有滲出性分泌物，或有少量脫屑、結痂。 ③大便乾、小便紅，舌紅、舌苔薄黃或薄白。	祛風止癢、清熱利濕	**消風散**：當歸、生地黃、防風、蟬蛻、知母、苦參、胡麻、荊芥、蒼朮、牛蒡子、石膏、木通、甘草
濕熱蘊積（多見於兒童期）	①皮疹出現在頸、背、雙下肢，以屈側為主。 ②皮膚灼熱、發紅，一開始皮疹為團樣的紅斑或是淡紅色扁皮小丘疹，後來皮疹逐漸增加，成為片狀，顏色淡紅或褐黃，或呈現密集的小水疱，滲液多，搔癢不止。 ③小便紅、易便秘，舌頭紅，舌苔黃而厚重。	清熱利濕、疏風止癢	**消風導赤湯**：生地、赤茯苓、牛蒡子、白鮮皮、金銀花、薄荷、木通、黃連、生甘草、燈心草 **龍膽瀉肝湯**：龍膽草、黃芩、梔子、澤瀉、木通、車前子、當歸、生地黃、柴胡、甘草
血虛風燥（多見於成人期）	①皮膚反覆發作，臉、頸、前胸、後背較為嚴重，分布局限，或以肢體屈側部位為主。 ②皮膚顏色淡或灰白、暗紅，皮膚肥厚、粗糙、乾燥，脫屑搔癢，伴隨抓痕、血痂，皮膚有沉澱色素。 ③經常口乾舌燥，舌頭紅或是偏淡，舌苔少。	養血潤膚、祛風止癢	**當歸飲子**：當歸、白芍、川芎、生地黃、白蒺藜、防風、荊芥、何首烏、黃耆、甘草、生薑

「三伏貼」對過敏性鼻炎、氣喘有效，異位性皮膚炎功效不大

古書記載，在三伏貼的節令，用藥草敷貼對氣喘是有效的，那麼，對於過敏性鼻炎有沒有效呢？我過去參與的研究發現，針對過敏性鼻炎在夏天以三伏貼治療，冬天再訪查病患，經過一年的追蹤後，證實是有效，可以改善症狀。

小朋友如果施作三伏貼或三九貼，通常貼了之後，會感覺皮膚有一點紅、癢、刺刺的，甚至有一點小脫皮，只要不會太不舒服，都屬正常現象。我建議兒童做敷貼，以30分鐘到2小時爲限，貼太久皮膚會太過刺熱不舒服。不過，年紀太小、皮膚太嬌嫩的小朋友則不適合做，因爲嬰幼兒的冷熱感官還沒發展好，不管痛或不痛都容易哭鬧。最好是兩歲以上，再開始施作敷貼。

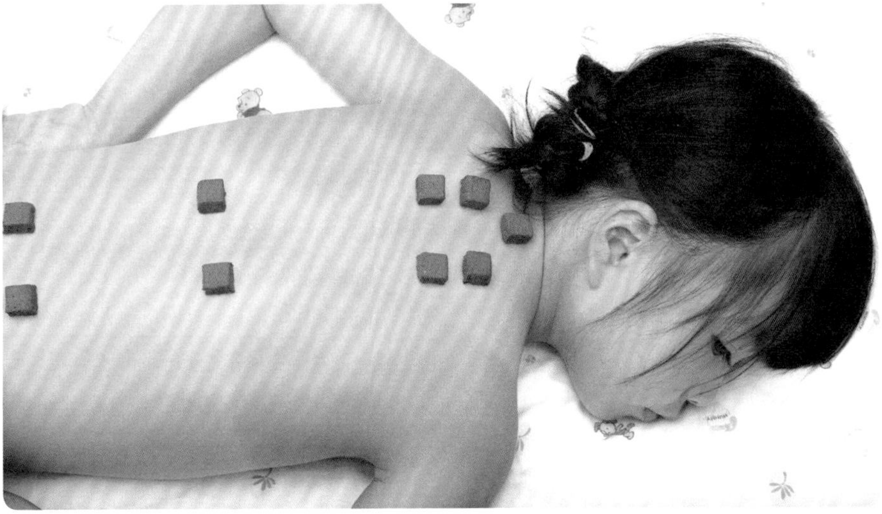

體質偏熱和異位性皮膚炎不適合敷貼

敷貼對於體質「偏寒」的氣喘及過敏性鼻炎患者，效果特別好。但如果小孩的體質「偏熱」，咳出來的痰是黃黃綠綠且濃稠，鼻竇炎黃綠鼻涕非常多，就不建議做敷貼。

異位性皮膚炎更是不建議貼三伏貼。異位性皮膚炎是偏熱、偏濕的體質，敷貼所使用的藥物都是比較溫熱的藥物，對於異位性皮膚炎不僅沒有效果，濕熱的症狀反而經過敷貼後會更加嚴重。

有一種民俗說法，認爲異位性皮膚炎可以用涼性的藥敷在穴位上，能透過穴位的引導吸收到體內。理論上是說得通的，但是目前還沒有足夠的證據證實，這還需要更多的臨床研究佐證。

如果要爲小朋友施作敷貼，家長也可以洽詢擅長兒科的專業中醫師的意見，兒童的體質和大人不同，使用的藥物內容及劑量都需要仔細斟酌。

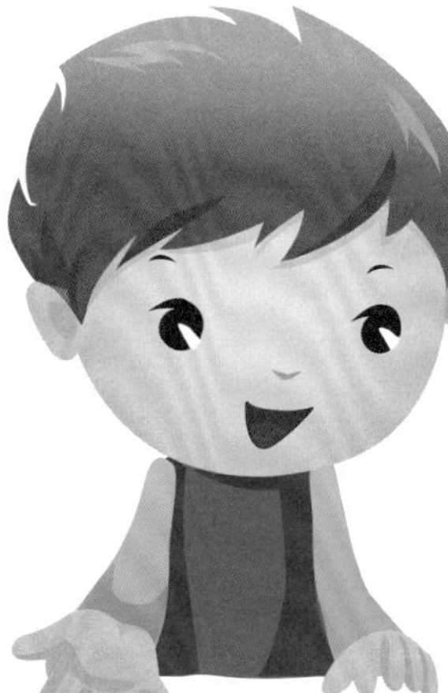

給爸爸媽媽的小叮嚀：

什麼是三伏貼、三九貼？

中醫所謂的「冬令三九，夏令三伏」，其中三伏、三九是古人訂出來的時令。不少典籍都記載這個古來已久的養生作法：在三伏、三九時令，保暖風邪容易侵入身體的幾個重要穴位：大椎、風門、肺腧，可以預防疾病。其作用介紹如下：

⊙三伏天穴位敷貼（簡稱三伏貼）

是一種「冬病夏治」的概念，夏天陽氣很多，在炎熱的夏季先把外頭的陽氣導入體內，藉由將適合的中藥貼在風門、肺腧等穴位上來溫暖經絡，這樣冬天就比較不怕冷了。

⊙「三九貼」

說的是冬至過後，接下來的每九天，氣溫會越來越冷，又分成小寒、中寒、大寒，由於冬天寒氣很重，很難從外面吸收陽氣，所以要利用溫熱的藥性來保暖身體入口的風門、肺腧穴，如此便可以減少過敏問題，是一種「冬藏」的概念。

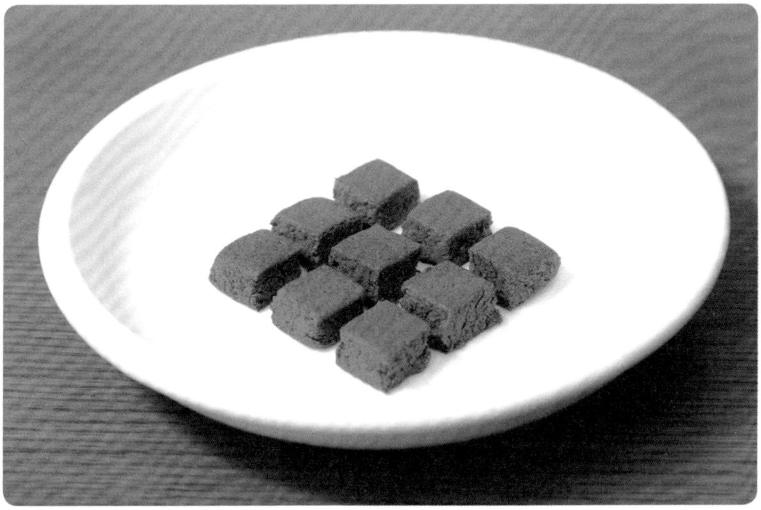

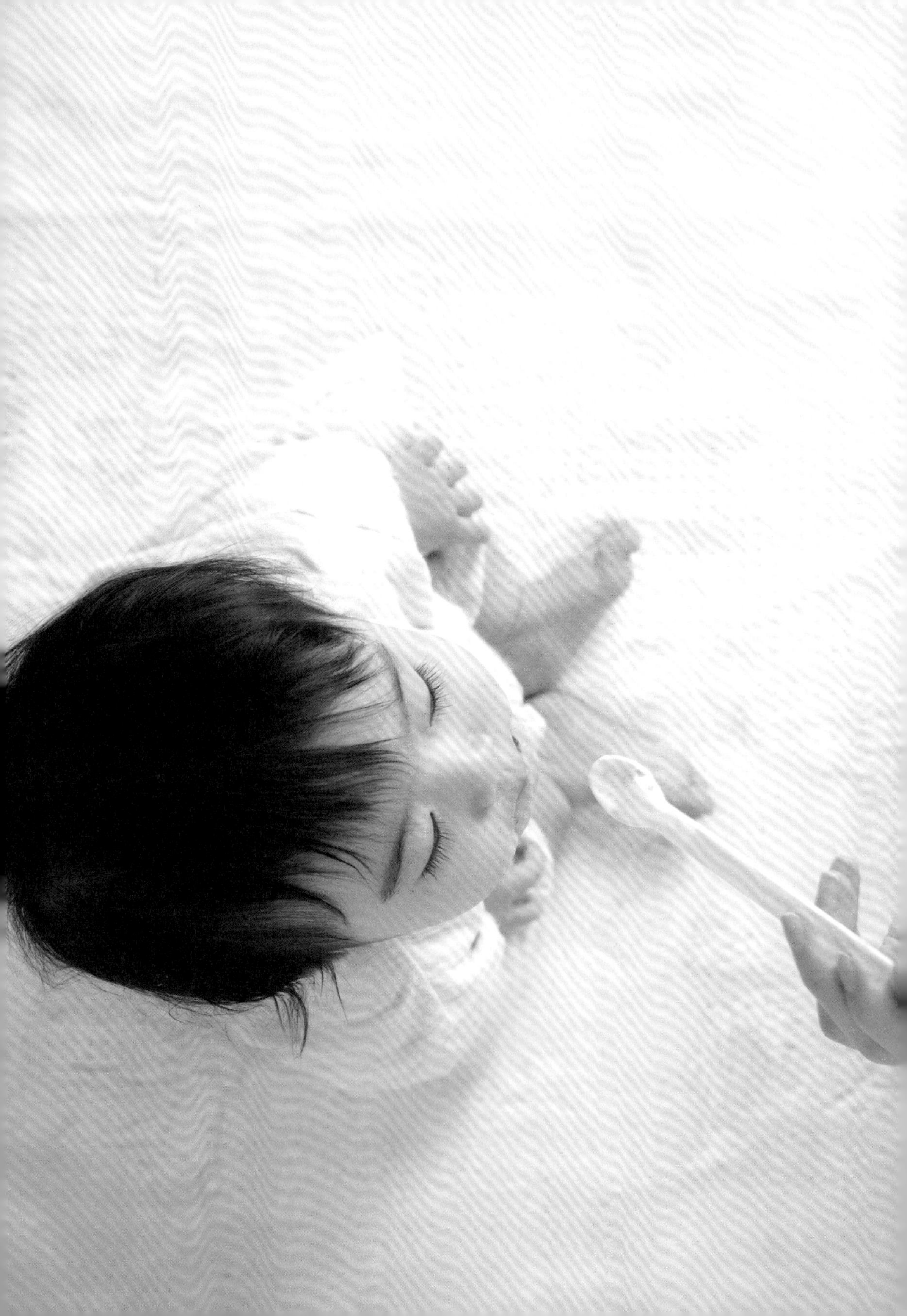

第4章

過敏兒童的理想飲食

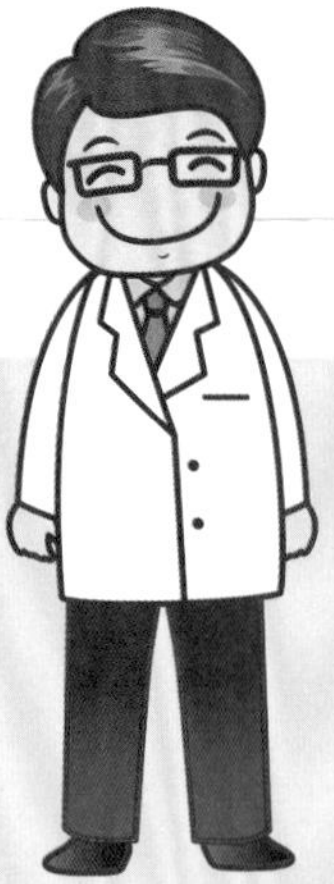

過敏的成因很多，除了遺傳、空氣品質、塵蟎、動物毛屑之外，不當的飲食內容及作息，也是誘發過敏的重要原因。

中醫治療過敏的方式，除了內服藥、敷貼、藥浴、按摩外，全面性的飲食管理更為重要。尤其近年來科學家發現有越來越多的食物會破壞免疫系統，其中不少是高精製化的食品及人工添加物，這些東西缺少人體消化及吸收所需的營養素，造成免疫系統衰弱，使疾病有機可乘。所以，當務之急是改善孩子的飲食內容，讓孩子能夠攝取均衡的營養，強固免疫系統，使其發揮功能，才能有效克服過敏等種種疾病。

食物添加劑是過敏人口增加的元凶之一

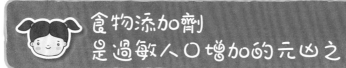

食物誘發過敏的比率相當高，已知的高過敏原食物有：小麥、蛋白質、海鮮等。根據我的臨床觀察，幼齡期的異位性皮膚炎罹患率有增多趨勢，可能的原因應該與食物所含的人工添加劑有關！

最好不要給孩子吃零食

看診時，遇到嬰幼兒過敏問題，我都會問家長，小朋友都吃了哪些東西，往往得到的答案是：「我家小孩不愛吃飯，更不愛吃青菜。」

再進一步詢問，會發現不少孩子的飲食方式相當不健康，用「地雷級」來形容也不為過。最典型的例子就是不好好地吃正餐，但餐與餐之間的零食、點心吃很多——「孩子白天給阿公阿嬤帶，特別會哭鬧，只好給零食吃。」「別的小朋友都在吃，沒有辦法不給他吃。」

在高度發展的社會，孩童有很多機會接觸到炸雞、薯條、巧克力、洋芋片、飲料、糖果、餅乾……等，加工過度的零食。其中隱藏了許多對身體不好的食用色素、調味劑、防腐劑等，而且經常是一個產品就有好幾種添加物。即便是強調安全的兒童零食、健康食品，也會有食用色素等不容易看懂的成分，或是使用了具防腐功能的調味劑。

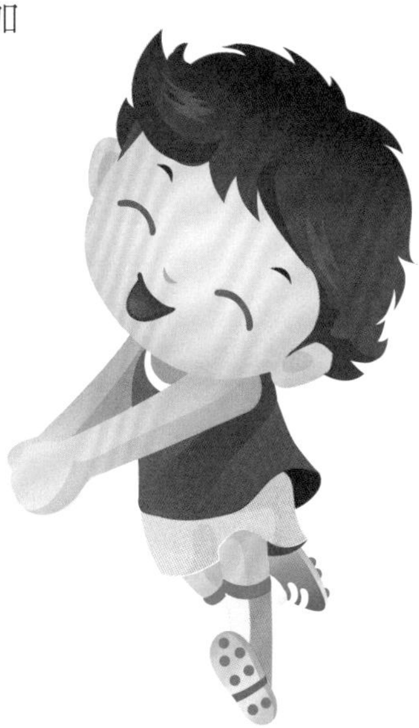

在法規上，這些添加物都是可以合法食用的，但是所謂的合法，是以「短期內不會有明顯立即的毒性危害」作為法定標準，並不一定真的安全，吃多了還是會在人體內累積、無法代謝，不論小孩、大人都應該少吃。對於孩童的影響更是不容小覷。

不吃零食就能少吃到人工添加物和防腐劑

我不贊成給小朋友吃太多零食！

在門診時，如果遇到零食吃太多的小病患，我會建議先戒掉零食，甚至會請家長記錄孩子的飲食日記，詳細寫下孩子每天吃了哪些東西，等下次回診時，再檢查是否仍吃了不健康的食品，並建議哪些食物可以再減少一點。記錄飲食內容，就像存錢要寫收支明細表一樣。想要獲得健康，就要好好的記下所吃的東西。

如果您的孩子有嚴重的過敏問題，特別是異位性皮膚炎，一定要嚴格禁止零食及加工食品，因爲常見的過敏疾病中，以異位性皮膚炎跟食物最密切相關。就算是做了異位性皮膚炎的過敏原檢測，傳統的抽血及過敏原檢測方式，根本檢驗不出防腐劑與人工添加物，最好的辨法還是要從日常生活中抽絲剝繭，把所有可能的原因找出來，然後一一去除。

做好飲食管理，過敏反應也減少了

常有家長反應，明明已經把家裡整理得很乾淨了，小朋友也做了過敏原檢測，但還是持續有過敏反應。這時候，我會提醒家長：「是不是吃到了什麼不應該吃的東西？」並且建議使用「刪減法」，選擇最少加工的食物，盡量吃食物的原型，讓飲食越單純越好。來我門診的異位性皮膚炎小病患，透過飲食的管理和調理，過敏情況都獲得很大的改善。

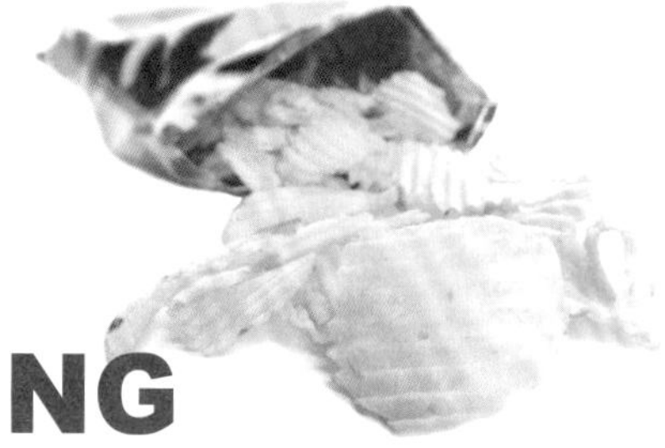

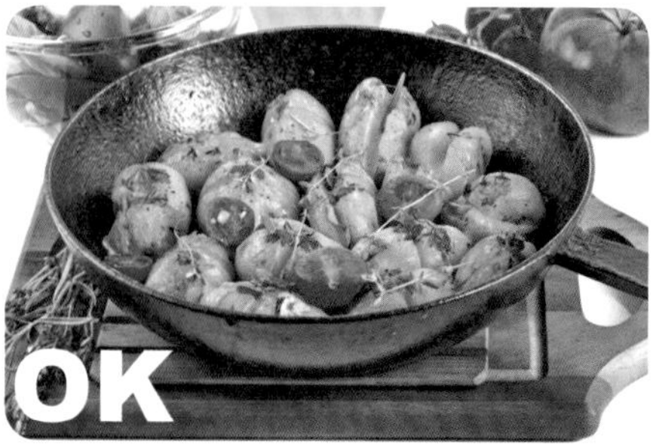

過敏小朋友的飲食原則

了解了過敏需要進行飲食的控制與調理後，那應該怎麼吃才好呢？

至少要遵守兩大原則：

❶均衡攝取各種營養素

過敏小朋友的飲食原則，首重「均衡」！

家長在準備三餐時，一定要考慮涵蓋各種營養素，包括澱粉、脂類、蛋白質、蔬菜等，最好每餐都能均衡攝取到。

❷最好戒掉零食

零食除了含有大量人工添加物外，不少也使用了基因改造澱粉，而且多為油炸調理，只會對身體造成負擔。此外，小孩的胃容量小，零食吃多了，正餐一定吃不好，長期下來會造成營養失衡而長得過胖或過瘦。

天天喝蔬菜湯，可確保飲食均衡

「飲食均衡」聽起來簡單，但臨床上，不少家長都抱怨：「小朋友都不愛吃青菜，怎麼辦呢？」其實，我家孩子也有這樣的問題，不喜歡吃青菜，也不愛咀嚼。怎麼辦呢？我和太太便想出了「煮蔬菜湯」的辦法，把很多蔬菜的營養成分煮進湯裡，孩子不愛吃蔬菜，喝營養滿點的湯也可以。這是我們從多數歐洲人每餐都愛喝的「蔬菜湯」得到的靈感。我們家的蔬菜湯不一定都會放肉，但每天會變化不同顏色和蔬菜種類，全方位地攝取各種營養。

蔬菜湯的材料和作法：

選用多種當令蔬菜熬煮成湯，添加洋蔥、胡蘿蔔、南瓜*、牛蒡、玉米增加天然的甜味，小朋友比較容易接受。

平常就不喜歡吃蔬菜的孩子，光是喝湯也能補充足夠的營養素。

＊南瓜籽不要去除，連同籽一起入湯。因為南瓜籽含有豐富的「鋅」，鋅成分有助小朋友的生長。

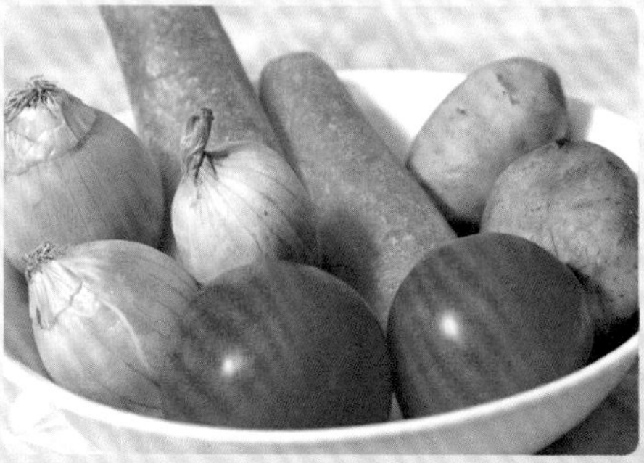

⊙蔬菜湯好喝的秘訣

蔬菜湯已是我們家的常備菜，我們的經驗是，要讓湯頭變好喝，有幾個小秘訣：

❶湯裡加洋蔥！洋蔥可以讓湯的味道變甜甜的，很好喝。

❷把胡蘿蔔刨絲、南瓜切小塊放進湯裡，煮到夠熟夠軟時，會融出甜甜的味道，就算是平常不吃胡蘿蔔、南瓜，討厭這類蔬菜腥味的小朋友，也會變得喜歡吃。

❸牛蒡能使蔬菜湯的味道變得不苦，而且只要一點點的牛蒡就很營養了。

❹普遍受到小朋友喜愛的玉米也很適合熬煮蔬菜湯。

❺大人也要多喝、常喝，小朋友都喜歡模仿大人，如果家長自己也

喜歡，小朋友自然會跟著一起喝。

蛋白質不必多吃，同時避免多種來源

有些家長擔心小朋友蛋白質攝取不足，會讓孩子吃大量肉類。但我認為，蛋白質只要足夠就好，不需要擔心不足，也不要食用太複雜的蛋白質來源，像我家的餐桌上不常出現肉類，蛋白質來源通常來自雞蛋、豆類及少量的魚肉。

⊙盡量不要給孩子吃帶殼海鮮

談到魚肉，有些小朋友吃魚不會過敏，但是吃到螃蟹、蝦子卻會很快產生過敏反應。這是因為帶殼的海鮮類，當中不只有蛋白成分，還有肌丁質等複雜分子，在體內結合成更大的分子，誘發呼吸道過敏及皮膚過敏。這些結構比較複雜的蛋白質，通常是「有殼的」，建議家長盡量不要給小朋友食用帶殼海鮮，以減少過敏反應。

⊙孩子若會對牛奶過敏，就不要再給他喝了

有些家長還會進一步問：「過敏小朋友可以喝牛奶嗎？」我的建議是，如果小朋友在抽血的過敏原檢驗當中，已經驗出對牛奶有明顯的過敏反應，就不要再喝牛奶了。這不是單純換品牌的問題，而是牛奶的成分對小朋友的身體來說，分子量太大了。若是年紀很小還在哺乳期的嬰兒，可以選購水解奶粉，降低過敏的風險。若已進入副食品階段，則可以逐漸減少牛奶的攝取量，甚至不要再喝了，改吃其他食物來補充蛋白質，更為安全。

⊙喝牛奶會過敏，喝羊奶也可能誘發過敏

有些家長以爲小朋友過敏原檢驗，驗出對牛奶過敏，就給小孩換喝羊奶，但其實羊奶還是奶製品，裡面的乳類成分仍舊有過敏疑慮。羊奶、羊肉比較適合給對乳製品不會過敏，而且體質偏寒性的人，當作「溫補」的食材，但也請酌量食用。

水果盡量在中午吃，傍晚以後不要吃

水果盡量在中午天氣較熱的時間吃，特別是偏涼性的水果，例如西瓜、哈密瓜、橘子、柳丁、香蕉、鳳梨、梨子，過了傍晚、太陽下山之後，不要給小朋友吃太多，可避免容易生痰，導致體質寒濕。許多有氣喘、鼻子過敏困擾的孩子，一旦晚餐後吃偏涼性水果，通常晚上會咳得特別厲害。

不要吃冰冷且含添加物的食品和飲料

至於紅茶、可樂、奶茶、汽水、冰淇淋，這一類冰冷且含有人工添加物的食品及飲料，最好不要給小朋友吃。順應節氣，若天氣炎熱，夏天可以吃一點天然的消暑解渴的水果。一定要喝冰涼的飲品時，也一定不可以猛灌，喝幾口就好。天氣轉涼後，就一定不可以吃冰涼的飲食。

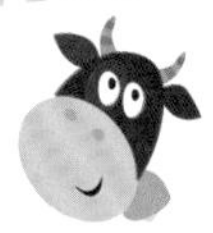

給爸爸媽媽的小叮嚀：

晚上吃平性的食物，身體的負擔較小

適合晚上吃的水果以平性的水果為佳，例如：蘋果、木瓜等。平性的蔬菜有：菠菜、玉米、南瓜。平性的肉類則有雞肉。這些都適合晚上吃。

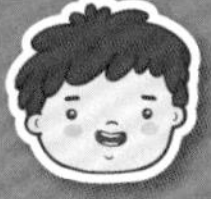

調味料與過敏

撇開吃什麼食物不說，單純就調味料來論，有沒有可能會誘發過敏反應呢？

答案是：會的！

美國有科學家做過研究，發現攝取鹽分太高的食物，會活化體內細胞當中促進發炎的基因，進而造成自體免疫細胞產生攻擊反應，引發如紅斑性狼瘡、乾癬、異位性皮膚炎等皮膚疾病。此外，使用類固醇也無效的頑固型氣喘，也和促進發炎的基因有關。

若本身是氣喘患者，食用了高鹽分的食物，對於氣喘的病情也比較難以控制，如果正在服用西藥治療氣喘者，更可能導致必須加重類固醇的使用劑量。

中西醫都說，吃太鹹、吃太多海鮮會引發氣喘過敏

從美國的研究可觀察到，西醫和中醫的理論是吻合的。翻開古書也不難發現，從很早以前，古人就說過不可「肥甘厚味」，意思是油膩、香甜、濃厚味道的食物要少吃。

金元時期朱丹溪首先提出「哮喘」這個病名，到了宋朝也有醫家發現「因食鹽蝦過多，逆得齁喘之痰。」這是說吃了太多的鹽、蝦會引起咳嗽及氣喘，可見古人很早就意識到，鹽分太多的食物，以及過量食用海鮮，會引起氣喘等過敏反應，和現代的研究數據不謀而合。

重口味還會引發精神情緒方面的問題

根據我的觀察，吃太重口味的飲食，除了氣喘可能加重，還會造成兩大類問題：

❶皮膚方面的問題，像是異位性皮膚炎、濕疹。

❷精神情緒上的疾病，像是注意力不集中、過動症、妥瑞氏症。

現在有越來越多兒童疾症與精神方面有關，尤以比較偏向「熱」性體質表現的孩童居多。

爲什麼孩子會表現出「燥」呢？最主要的原因，與食物裡頭的各種調味或油炸物太多有關。炸雞、薯條、點心、蛋糕、零食、含糖飲料……都是孩子們唾手可得的肥甘厚味，影響了正常的代謝機制，讓體質變得濕熱或燥熱。

塑化劑會引發過敏、導致性早熟

此外，食品當中不當添加塑化劑，也可能引發過敏發作，同時誘發「性早熟」，是危害孩童健康的恐怖敵人。我的門診就發現有越來越多過早出現第二性徵的小朋友，比方國小一年級的小女生，乳頭正下方的乳核已經有硬塊，這代表胸部的乳腺已經開始發育。面對這種個案，每每詢問家長，通常都沒有家族病史，卻太早出現第二性徵。追究各種研究和跡象發現，有極大的原因在於日常生活中接觸到過多含塑化劑的產品所造成。

塑化劑的危害不斷地被揭露出來，不僅是我們吃東西的餐具、飲料杯會殘留塑化劑，甚至還有不肖的黑心商人把塑化劑加入麵包、糕點、飲料、澱粉、湯圓等食品中，讓我們長期不自覺地吃下肚。除了塑化劑，這幾年也陸續發現多起食安問題，都是影響現代人健康的恐怖地雷。

最近有不少毒物學和過敏免疫學相關領域的醫學期刊報導，塑化劑會造成氣喘或異位性皮膚炎的症狀加重；小朋友的性腺生殖軸的提早啓動。第二性徵提早表現出來，以及過敏情況益發嚴重，有很大一部分原因都與接觸和不慎食用到塑化劑有關。

過敏患者的飲食原則：

- 戒吃零食
- 吃食物的原型，少吃加工食品
- 增加新鮮食物的比重
- 烹調方式清淡，以水煮、蒸煮爲主
- 不吃油炸、巧克力、咖哩
- 少吃冰冷食物
- 水果在中午吃
- 記錄飲食日記

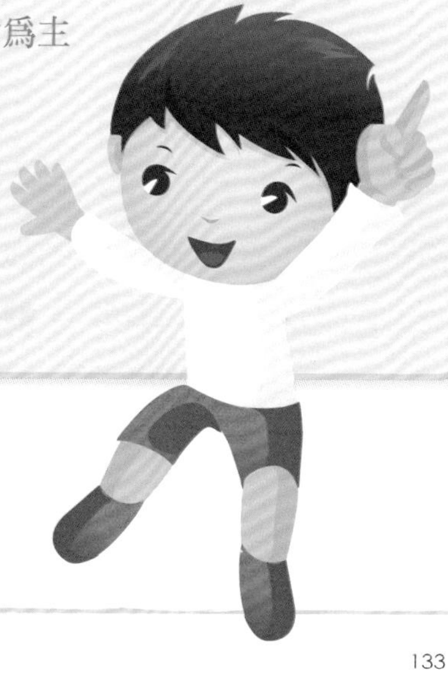

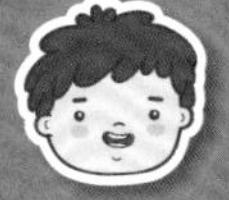

過敏兒的宜／忌食材

在此列出五種常見體質適合和忌諱的食物屬性表。可能會有家長要問：「我家孩子體質偏寒，是不是就只能吃某一類食物？」「老大、老二的體質一個偏寒、一個偏熱，這樣要怎麼準備食物啊？」

這問題不難解決，只要善用烹調方式及多種類的攝取食物，利用食物的互補性，就能獲得多樣的營養成分。舉例來說，原本屬於涼性的空心菜，只要在炒菜時，拌入偏熱性的蒜頭一起烹調，就能改變食物的性味，使其成為較平性的成分，適合各類體質的人食用。

各種體質宜／忌飲食原則

體質	適合的食物	應避免食用
體質平和型	平性食物 涼性食物 溫性食物	只要不過量，各類食物都可酌量攝取。
體質偏虛寒型	平性食物 溫性食物	避免給予單一寒涼食物，或是難以消化的食物，如高油脂、高蛋白。
體質偏濕型	平性食物	避免給予單一寒涼食物，或是不容易消化的食物，例如帶殼海鮮類：蛤蜊、牡蠣等。
體質偏虛熱型	平性食物 涼性食物	避免給予單一溫燥屬性及糖分高的食物，例如烘焙過的堅果與羊肉。
體質偏實熱性	涼性食物	避免給予單一溫熱燥性食物，或是高油脂、高糖分、高蛋白食物。

★注意：不管哪一類體質，一律戒吃零食及人工添加物。

各種屬性的食物介紹

要注意的是，食物的性味是相對的。例如嚴重虛寒性體質的人，對他來說平性的食物也可能偏涼。

■寒涼性食物

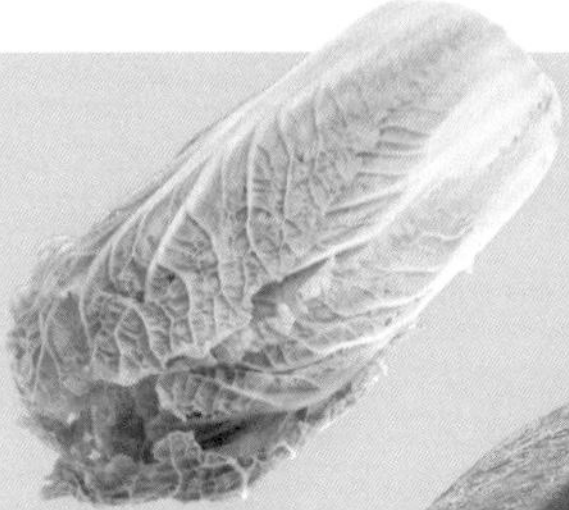
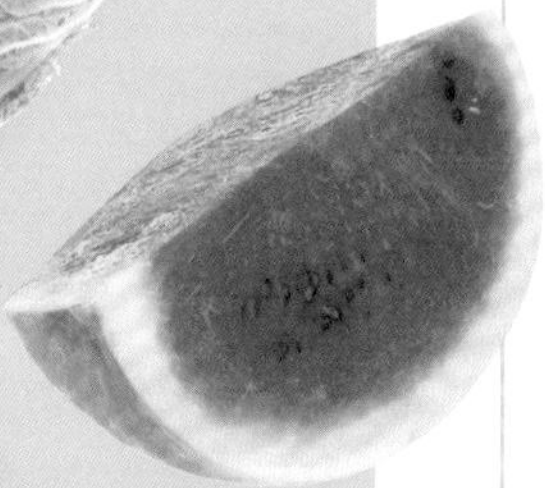

◎寒性蔬果類：

茭白筍 苦瓜 蓮藕 竹筍 大白菜 綠豆
空心菜 蘆筍 荸薺 茄子 蓮霧 橘子

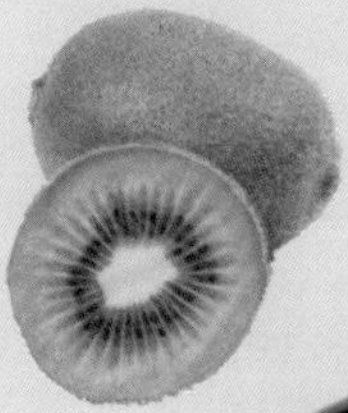

◎涼性蔬果類：

白蘿蔔 黃瓜 絲瓜 冬瓜 奇異果 番茄
百香果 莧菜 香瓜 柚子 火龍果 水梨
椰子 李子 柿子 山竹 鳳梨 西瓜
瓠瓜 各種菇類

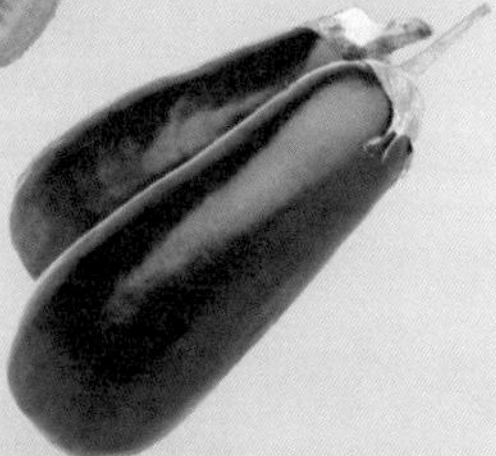
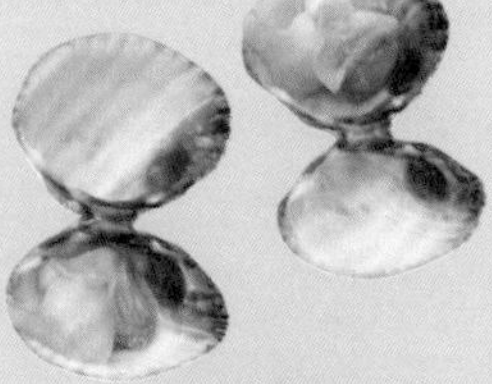

◎水產海鮮類：

蟹 蝦 蚵 蛤 蜆 螺

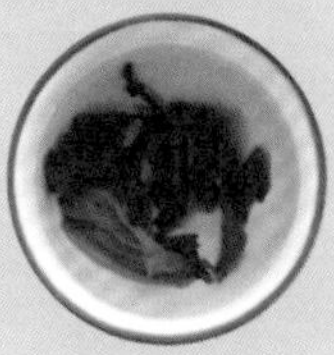
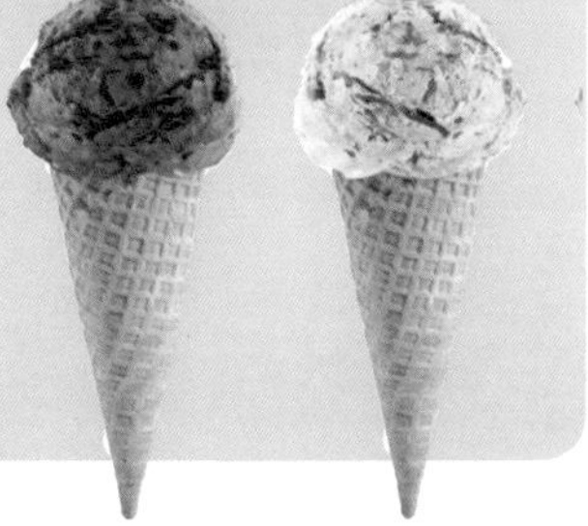

◎其他：

任何冰品 綠茶 抹茶

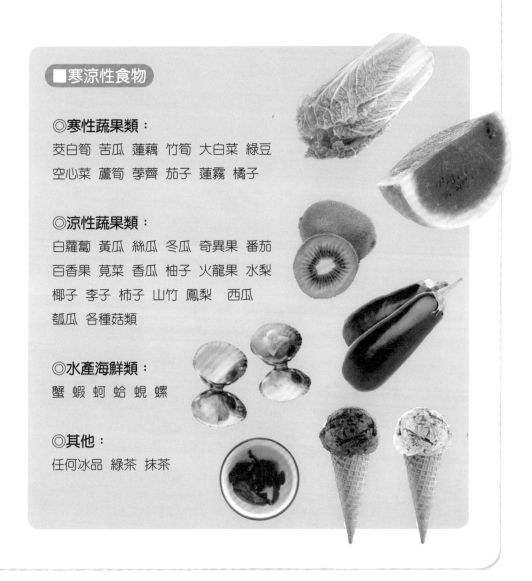

■辛熱性食物

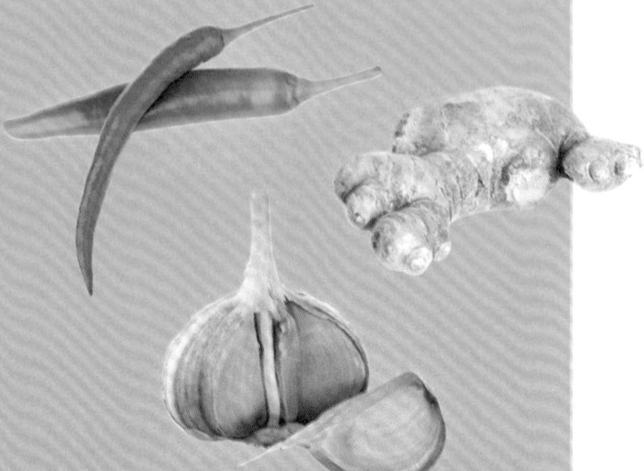

◎辛辣物：

胡椒　辣椒　大蒜　芫荽

老薑　蔥　　蕗蕎　沙茶醬

◎燥熱物：

牛肉　韭菜　肉桂　羊肉

大小茴香　燒烤及油炸製品

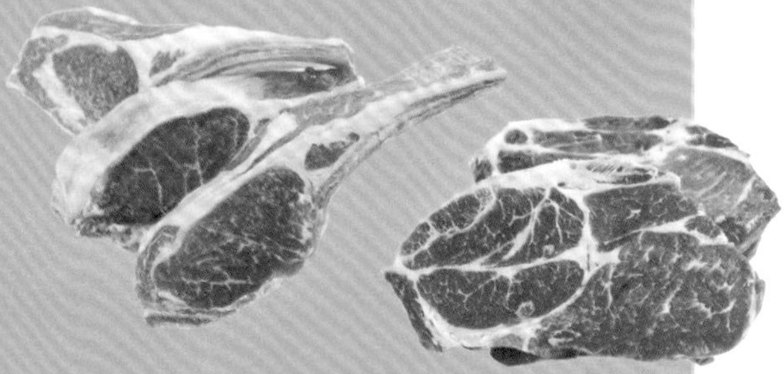

◎熱性水果：

龍眼　荔枝　芒果　榴槤

◎熱性食物：

咖啡　咖哩　醃漬品

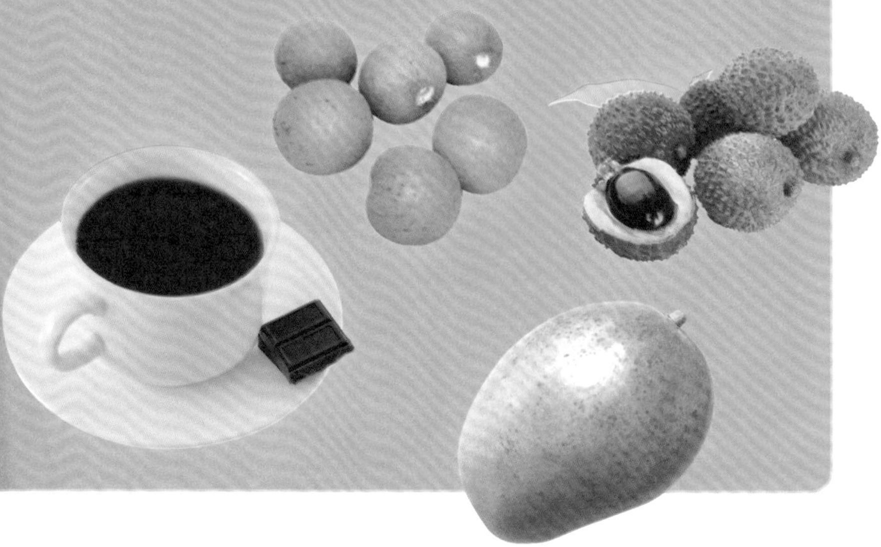

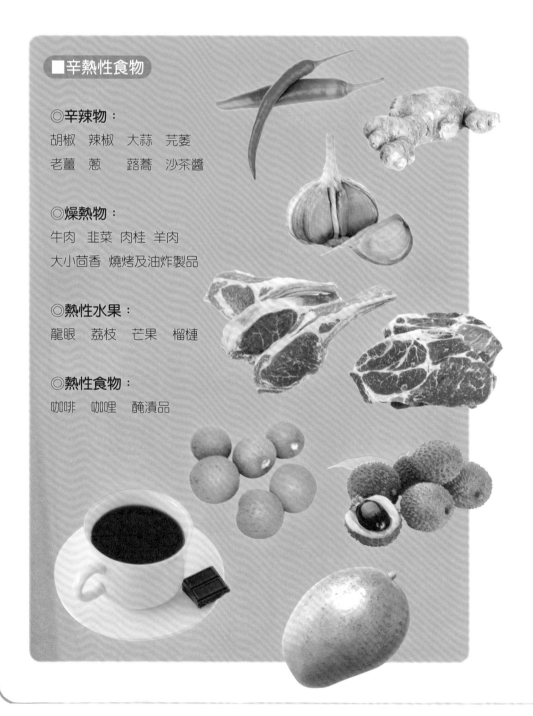

■清淡甘平易吸收食物

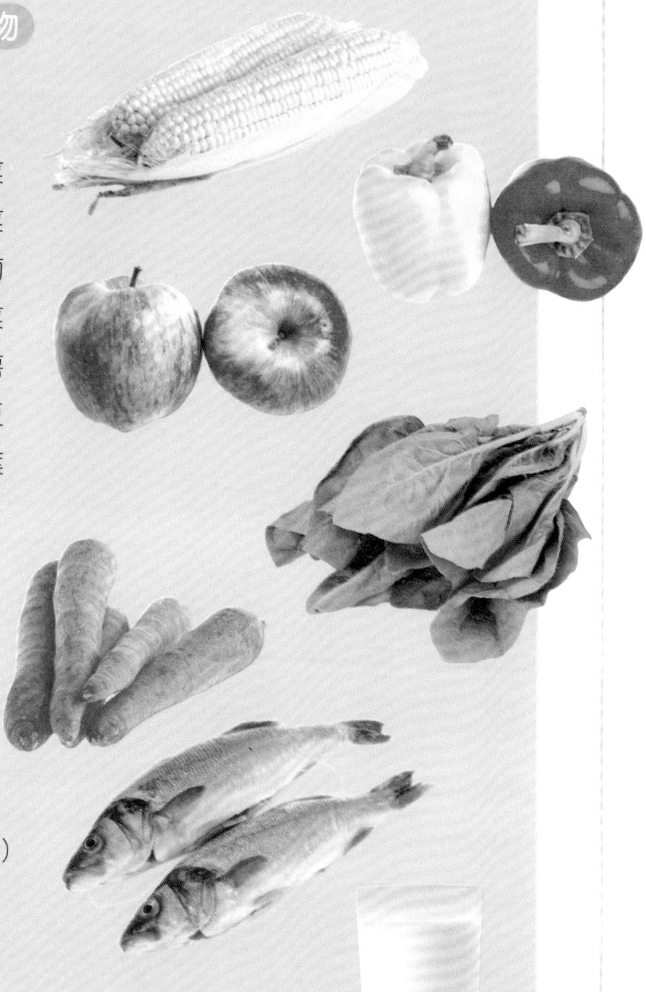

◎蔬果類：

菠菜　毛豆　玉米　芥藍菜
茼蒿　豌豆　芋頭　高麗菜
番薯　南瓜　甜椒　胡蘿蔔
秋葵　山藥　菱角　青江菜
芭樂　蘋果　葡萄　馬鈴薯
柳橙　木瓜　草莓　四季豆
櫻桃　桃子　檸檬　番薯葉
白（綠）花椰菜　　菜豆
黑（白）木耳

◎肉品類：

雞肉　魚肉　豬肉

◎五穀類：

米　麥片　堅果類（未炒過）

◎奶蛋類：

雞蛋　牛奶　豆漿等

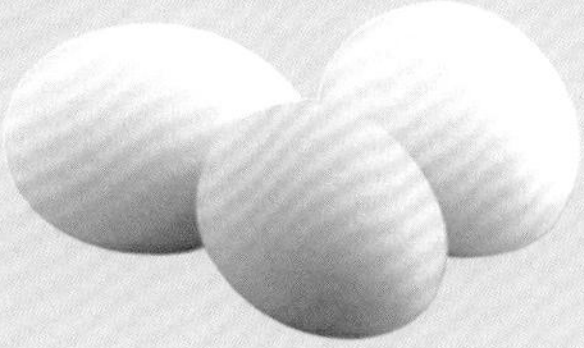

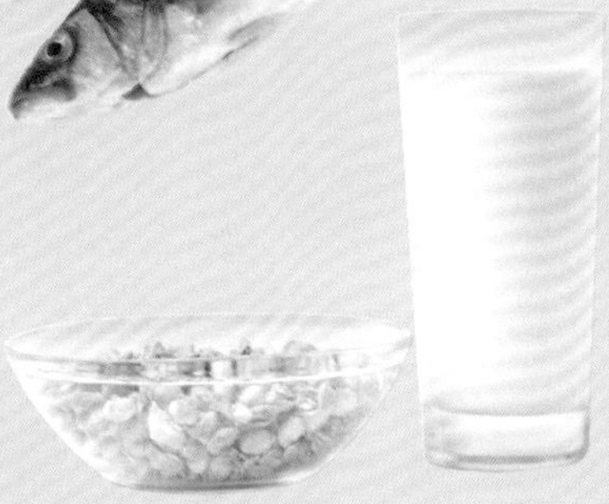

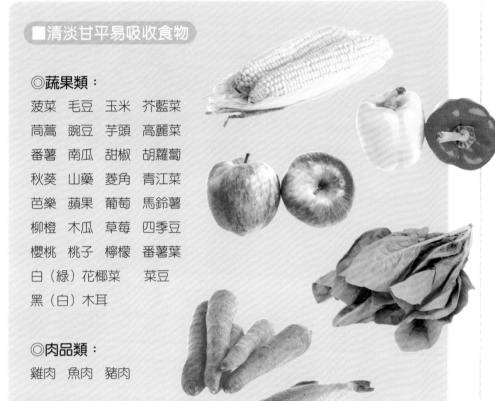

■滋潤性、富含膠質的食物

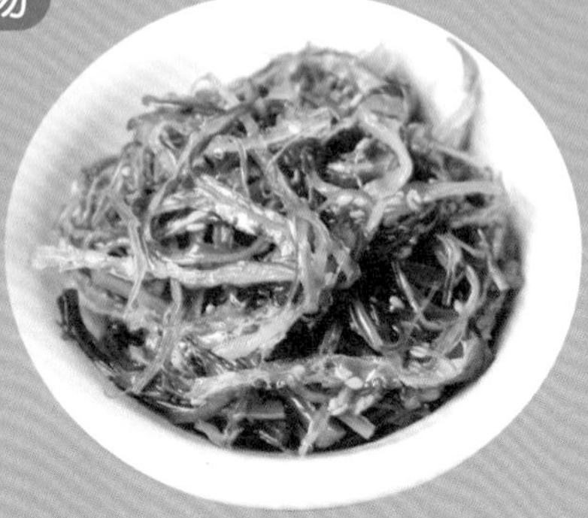

◎動物性膠質：

雞爪　豬蹄筋　豬皮

牛筋　海參　海蜇皮

魚皮　海鱺

◎植物性膠質：

山藥　秋葵　皇宮菜　蓮藕

愛玉　海帶　川七葉　石花菜

珊瑚草　黑（白）木耳

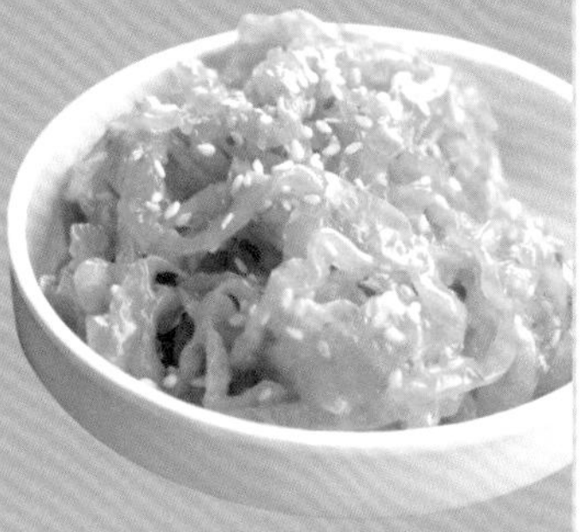

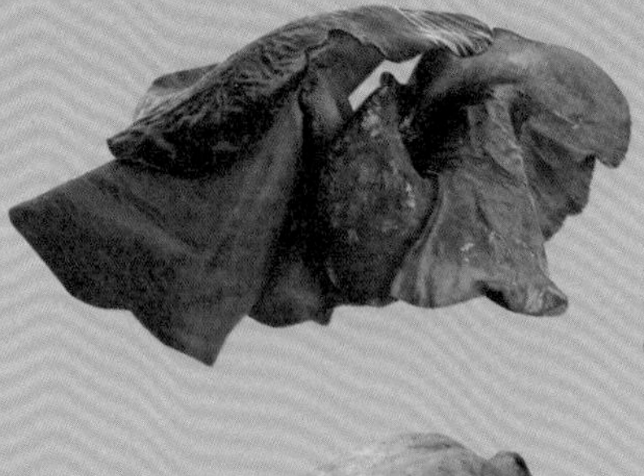

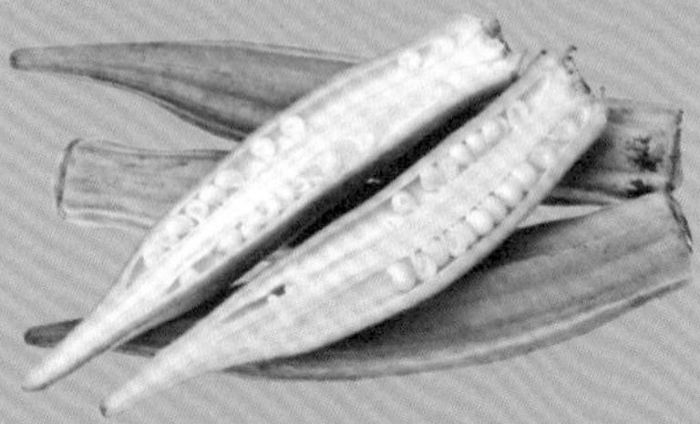

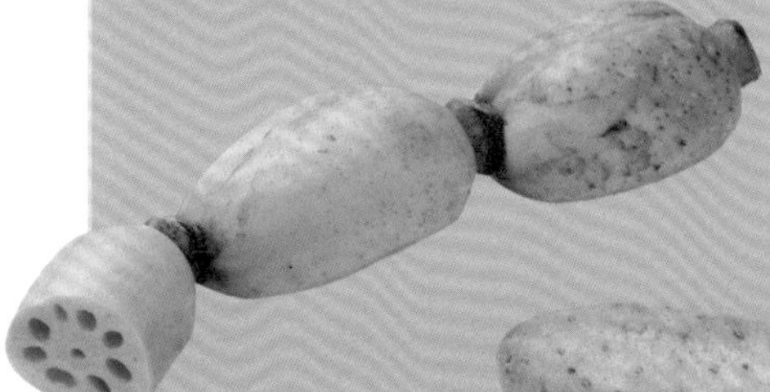

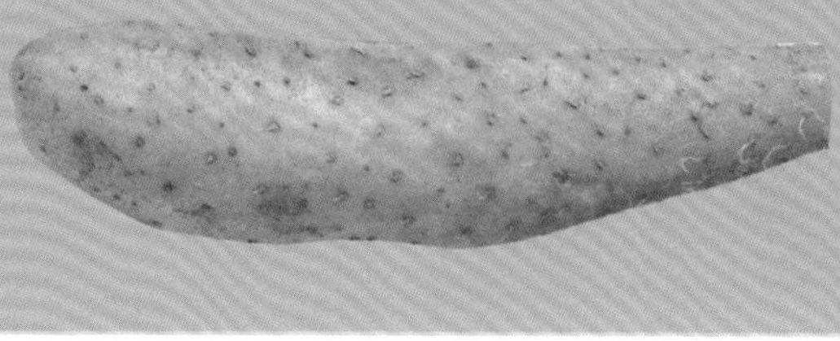

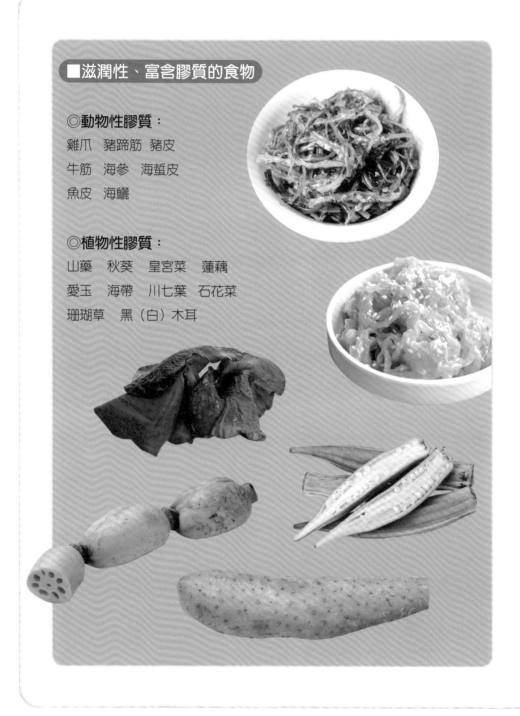

可改善過敏問題的家常食譜

這裡介紹的食譜，全家人都可以一起享用。

其中一道「馬鈴薯蘋果沙拉」多數小孩都喜歡，當家裡的小孩出現食欲不佳時，可以用這道沙拉增進食欲。此外，這道沙拉的作法很簡單，忙碌的家長可以在前一晚先備好食材，統統丟進電鍋煮熟，隔天早上快速攪拌一下，就完成含有豐富蛋白質、膳食纖維、澱粉、脂質，營養滿分的熱沙拉了！

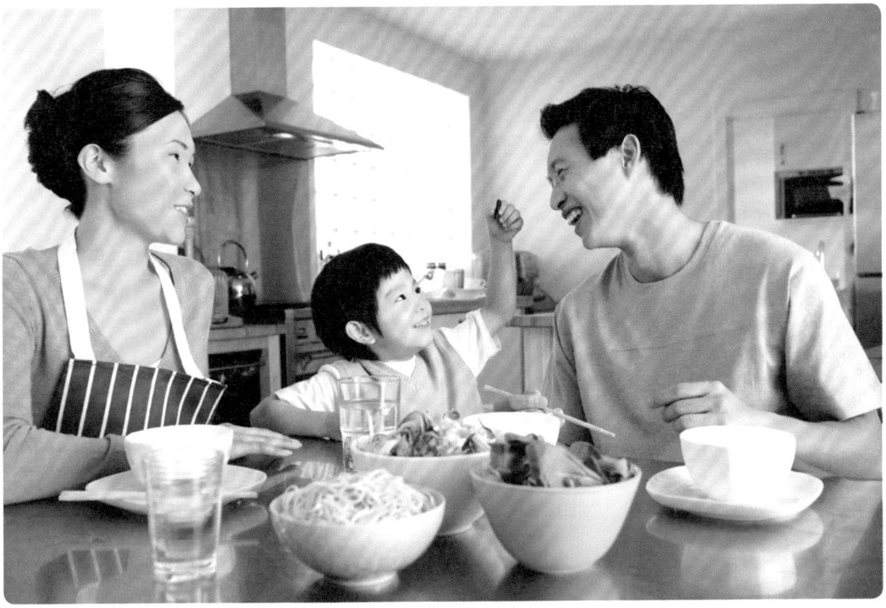

食譜❶ 糙米排骨湯

⊙食材：

糙米 1杯　排骨 適量　蛤蜊（需提前吐沙）適量
玉米 1條　薑 少許　冬瓜1塊或半條胡蘿蔔

⊙作法：

❶將糙米泡水，洗淨冬瓜（或胡蘿蔔）、玉米後，冬瓜刨成絲，玉米切塊，薑切絲。

❷先起一鍋熱水，將排骨快速汆燙去掉血水。

❸另起湯鍋，將糙米、薑絲、玉米、冬瓜（或胡蘿蔔）入鍋，加水蓋過食材，蓋上鍋蓋以小火煨煮15～20分鐘左右。

❹打開鍋蓋加入已吐沙之蛤蜊，蓋上鍋蓋再煮3～5分鐘，關火靜置5分鐘左右即可食用。

★注意：蛤蜊已有鹹味，可不必再加鹽巴。

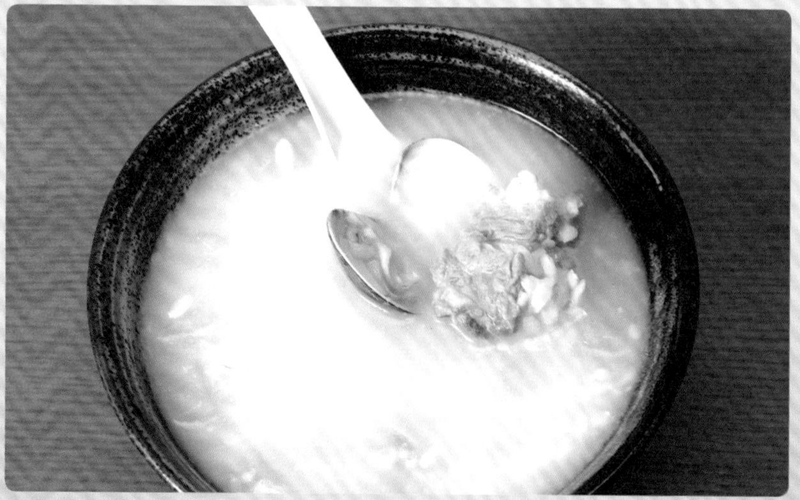

食譜❷ 蔬菜精力湯

⊙食材：

洋蔥 1顆　胡蘿蔔 1條　馬鈴薯（或等量山藥）1顆
牛番茄 1顆　玉米 1根

⊙作法：

❶將食材洗淨，洋蔥、馬鈴薯、玉米、胡蘿蔔、牛番茄切塊備用。

❷將所有食材丟入湯鍋中，以中火煮至水開之後，轉小火燉煮至食材軟透。

❸依個人口味加入少量鹽巴調味。

★注意：此道湯品的食材，可依不同季節選擇當令蔬菜。建議多使用玉米、胡蘿蔔、牛蒡、南瓜等具天然甜味的食材熬煮。

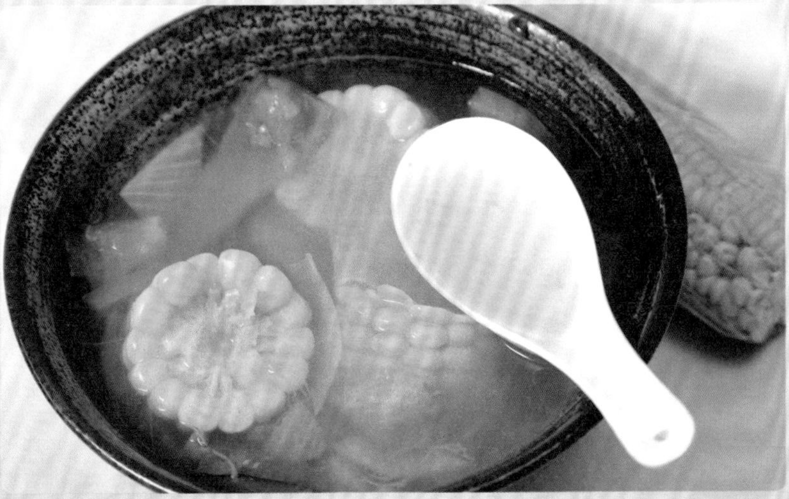

食譜❸ 馬鈴薯蘋果沙拉

⊙食材：

馬鈴薯 1顆　　胡蘿蔔 1條　　蘋果 1顆
雞蛋 2顆　　沙拉醬 1條　　小黃瓜 1條

⊙作法：

❶將馬鈴薯、胡蘿蔔、蘋果削皮切丁。

❷小黃瓜切丁，加少許鹽醃一下，去水去菜腥味，放入冰箱備用。

❸將已切丁的馬鈴薯、胡蘿蔔放入電鍋內鍋，上層放置洗淨之雞蛋。內鍋無需放水，外鍋放1～2杯水，按壓開關。

❹電鍋開關跳起後，靜置5分鐘取出，將上層雞蛋剝殼，等所有食材涼了，再將小黃瓜及蘋果加入，與沙拉醬一起拌勻，即可食用。

★注意：沙拉醬盡量選擇無人工添加物成分，或可自行製作。蘋果可以等到要拌沙拉醬時再削皮切丁。

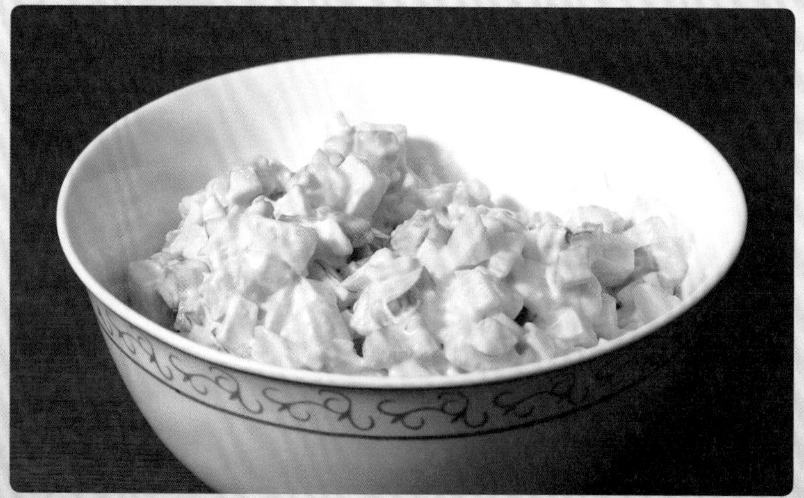

食譜❹ 乾炒鮮菇

⊙食材：

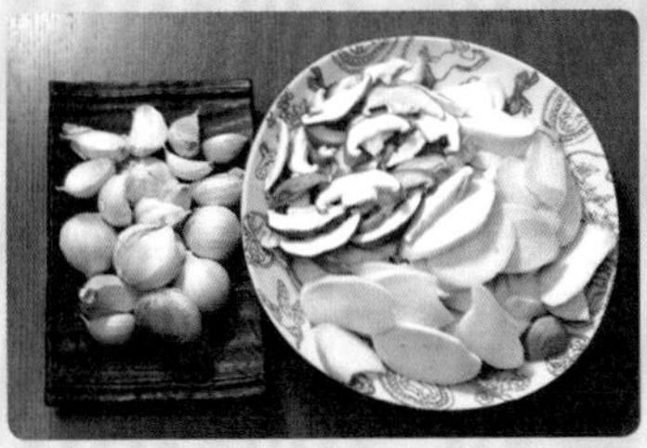

杏鮑菇 2～3朵

新鮮香菇 2～3朵

蒜頭 少許

⊙作法：

❶將杏鮑菇、香菇切片。

❷以少許橄欖油起油鍋，放入蒜頭爆香。

❸將食材入鍋拌炒至變軟即可。

❹上桌前可視個人口味酌量加入鹽巴或黑胡椒（也可省略不加）。

★注意：菇類熱量低，含有豐富的多醣體，大人小孩都適合食用。

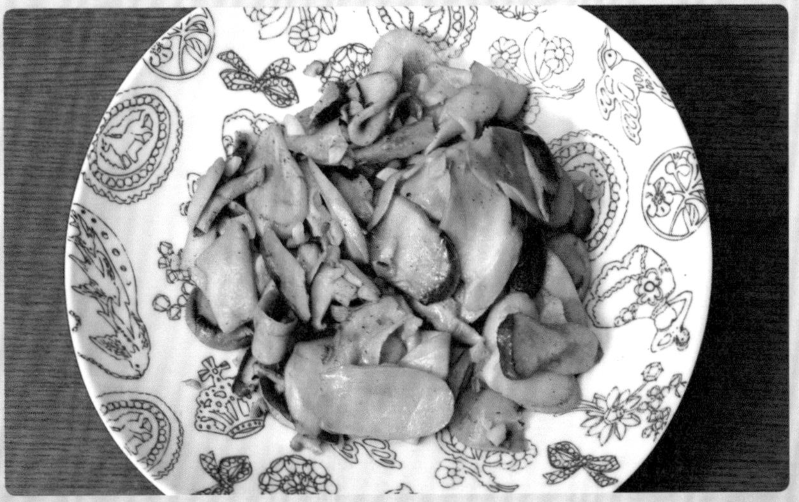

食譜❺ 木耳炒肉絲

⊙食材：

肉絲 適量　　　黑木耳 2～3朵

薑絲 少許

⊙作法：

❶黑木耳洗淨後切絲。肉切絲。

❷以少許橄欖油起油鍋，放入薑絲爆香。

❸依序放入肉絲、黑木耳絲拌炒至熟透即可。可加入少許烏醋及米酒增加風味。

❹上桌前可視個人口味酌量加入鹽巴（也可省略不加）。

★注意：黑木耳是平性食材且滋潤效果極佳，不管是體質偏熱或偏寒的人，都可經常食用。

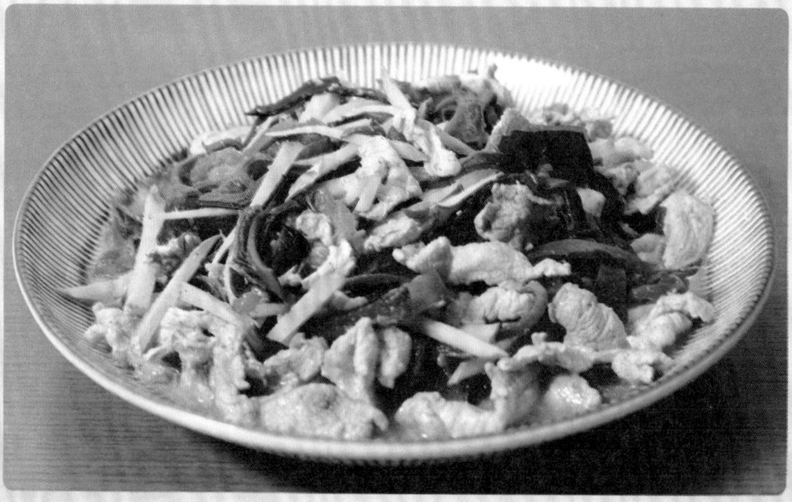

食譜❻ 蘆筍炒百合

⊙食材：

蘆筍 1把　　　新鮮百合 2～3朵

蒜頭 少許

⊙作法：

❶將食材洗淨，蘆筍切段、百合切片。

❷以少許欖橄油熱鍋，加入切片之蒜頭爆香。

❸將蘆筍、百合入鍋拌炒，可加入少許水，待食材熟透後即可起鍋。

❹上桌前可視個人口味酌量加入鹽巴（也可省略不加）。

★注意：百合有養陰潤肺作用，新鮮百合可至傳統市場採買，或可在有機食品店買到冷藏品。

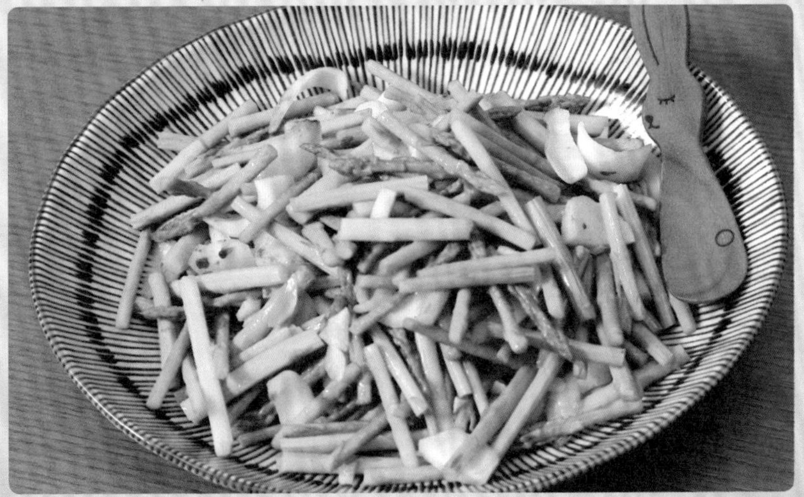

食譜❼ 甜豆炒玉米筍

⊙食材：

甜豆 1把　　玉米筍 1把　　香菇 2～3朵

胡蘿蔔 少許（增添顏色用）　　蒜頭 少許

⊙作法：

❶所有食材切段或切丁。

❷以少許橄欖油熱鍋，加入切碎之蒜頭爆香。

❸依序放入香菇、胡蘿蔔、玉米筍、甜豆，將所有食材一起拌炒，可加入少許水，待食材熟透後即可起鍋。

❹上桌前可視個人口味酌量加入鹽巴（也可省略不加）。

★注意：這道菜的顏色很漂亮，能勾引食欲，而且經常食用各種顏色的蔬菜，能幫助體內攝取到更多元且豐富的營養素。

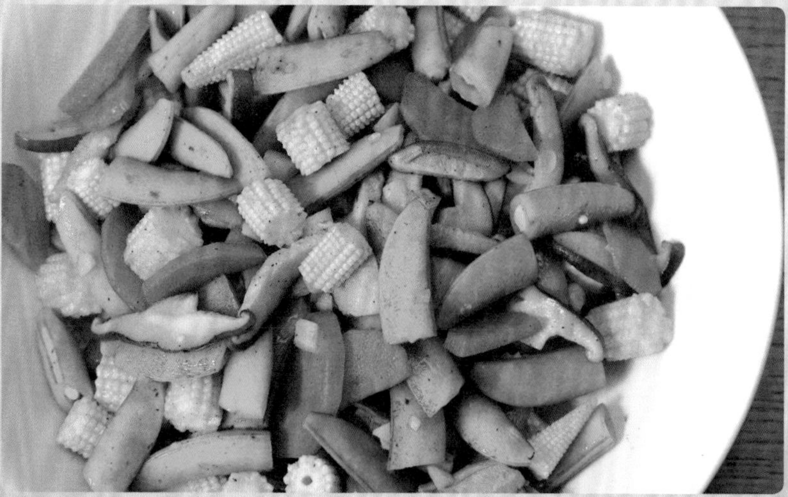

食譜❽ 小黃瓜炒雞丁

⊙食材：

小黃瓜 2～3條　雞胸肉 適量　胡蘿蔔 少許　蒜頭 少許

⊙作法：

❶小黃瓜洗淨，切成片狀或滾刀塊，灑上鹽巴靜置10～15分鐘。

❷胡蘿蔔切成滾刀塊，雞胸肉切塊。

❸雞肉可先用少許鹽、胡椒、太白粉醃一下，再用熱水汆燙備用。

❹以一點點橄欖油起油鍋，加入拍碎的蒜頭片炒出香氣後，依序放入雞胸肉、胡蘿蔔拌炒。

❺將❶小黃瓜略為抓出水後，不需沖洗，直接放入鍋中，與所有食材拌炒均勻即可起鍋食用。

★注意：小黃瓜先用鹽巴醃漬的好處是，可以軟化質地，吃起來口感較好，而且不需沖洗，直接入菜就不用再添加鹽巴了。

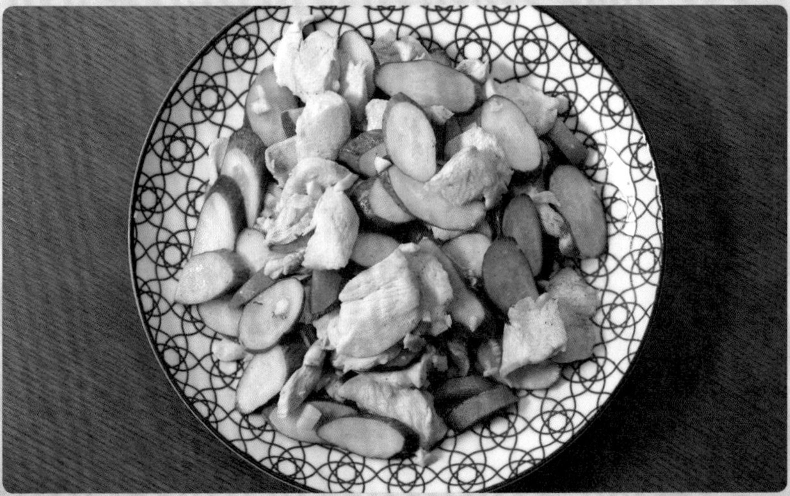

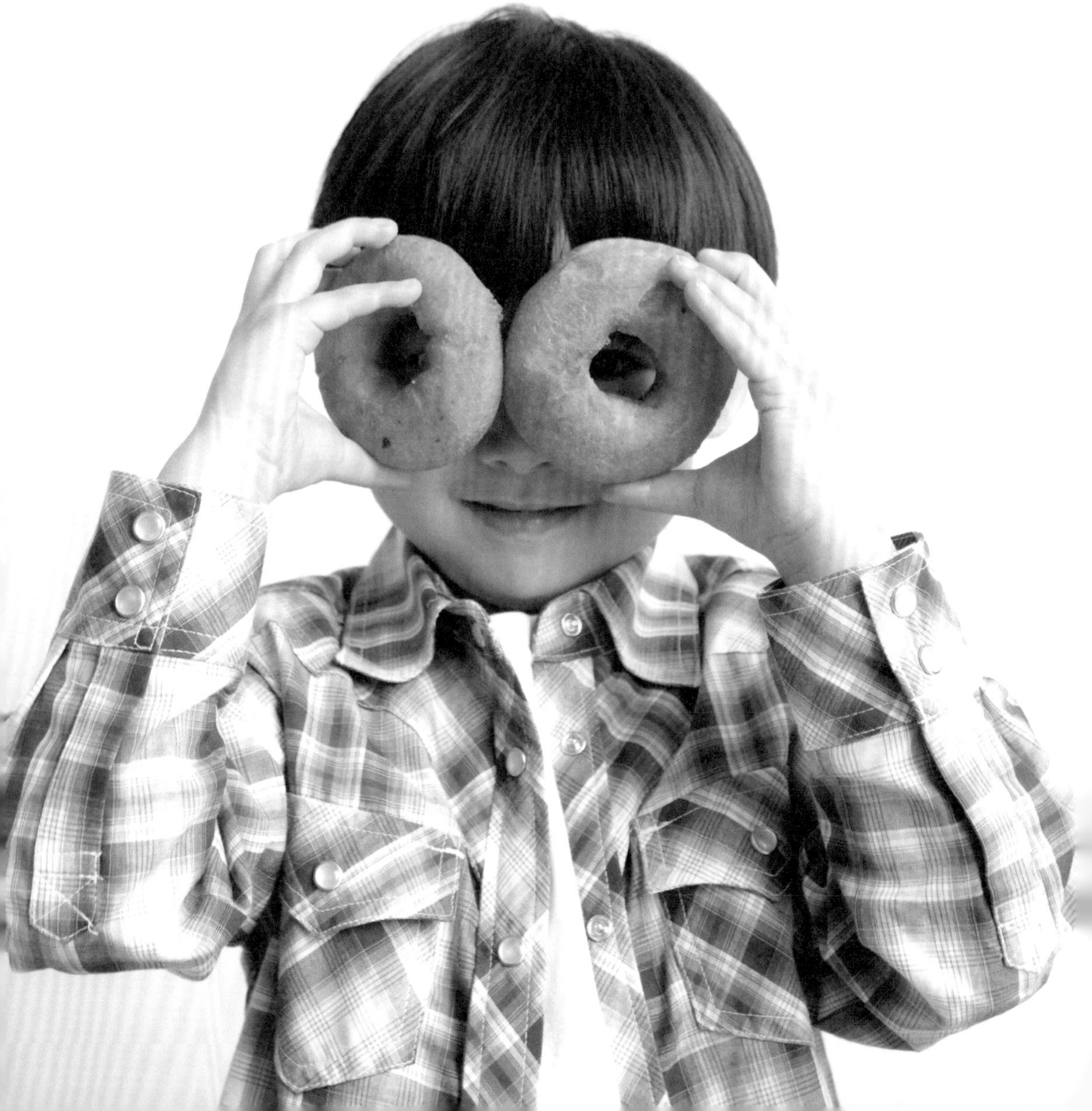

第5章

中醫兒科常見的 Q & A

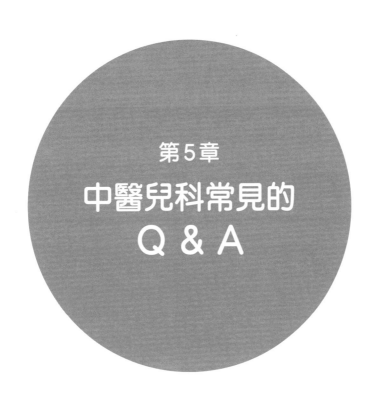

Q 中醫與西醫可以一起看嗎？

A 不管是帶孩子來看過敏或感冒等其他疾病，我在看診時都會聽到家長說，孩子已經在服西藥，並且希望中、西醫雙管齊下，讓孩子的病趕快好起來。

我的建議是：「**中、西醫可以互補，但是藥盡量不要同時吃！**」

生病的小朋友體質非常脆弱；中醫使用的急症藥方，多具有「清熱解毒」功效，但通常藥性偏苦、偏寒涼。西醫的用藥也多屬於涼性，若中、西藥一起服用，孩子已經很虛弱的身體會變得更虛寒。

面對家長的期待，我都會先問清楚目前小朋友正在吃哪些西藥，其中若有抗生素，我就會暫時先不開藥，或提供西藥療程結束後可以緩解的中藥。如果是一生病就來看門診，還沒開始吃西藥，我就會針對當時的證型，給予急症的中藥。

小朋友還在生長發育中，用藥必須保守一點，「用對方向」比較重要。所以，給小朋友的藥方，不能只是「對症下藥」，更需要參考他的體質來正確用藥。

家人的服藥觀念最好一致

目前我在台中及台北都有門診服務，我觀察到，北部的家長或許是因為生活節奏快，孩子一生病總是希望能快點好起來，而中部的家長就比較不那麼急切，可以接受慢慢吃藥、慢慢治療。

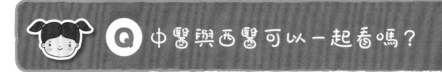

不同家長各有不同的溝通重點，現在的家長因為孩子生得少，大多

願意聽從醫師的建議。有時候會遇到家長希望小朋友吃中藥調理，比較能根治，但阿公、阿嬤覺得吃西藥比較快好。但也有情況正好相反的例子。不論是父母自己帶，或是阿公、阿嬤照顧，我都建議主要照顧者能陪小朋友一起來看診，**讓醫師有機會當面溝通：「急症期發作時，不妨先用西藥救急，中藥先停個兩三天。等到急症緩解了，再繼續服中藥來調理身體。」**

西醫救急、中醫治本

有些疾病需要立即見效，這是西醫擅長的地方。就像打仗，要快速克敵制勝，就要靠西醫。但如何把戰場復元回來，則需要時間，如果沒有做好防禦，敵人會再跑回來。中醫最擅長的，就是幫病患慢慢收復土地，建構好防禦攻勢，讓敵人永遠沒辦法再來，達到「補氣固表」的作用。

近來已有越來越多的家長，具備有「減少用藥」的觀念，這是件好事。**讓孩子自己的免疫系統發揮功能，靠自身的體力跟病菌抗戰，盡量不要依賴強效的抗生素或消炎藥，**當身體恢復，免疫力重建後，抵抗力就會增強，下一次再生病時，也比較沒那麼嚴重。

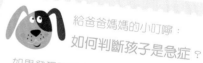

給爸爸媽媽的小叮嚀：

如何判斷孩子是急症？

如果發現孩子出現活動力不好、食欲不佳的情形，可能是比較嚴重的感染，最好先帶去給醫師檢查、施予適當的治療。特別是發燒一類的急症，我建議以三天為觀察期。氣喘急症則建議先以西醫救急，再以中醫緩解，通常以三個月為一個療程，可以改善小朋友的過敏情況。

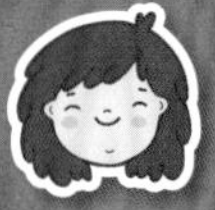

Q 孩子發燒了，如何判斷何時需要看醫生？

A 孩子生病時多半會有發燒現象。我個人的發燒「寬限期」是五天，但一般家長通常只能「忍受」三天。我常跟家長說，小朋友發燒不要太急著幫他退燒，**找出生病原因更爲重要**。如果孩子每次一發燒、生病，就急著幫他退燒，對孩子反而不好。發燒是因爲身體裡的「正氣」，正在跟外面的「邪氣」對抗，發燒就好比打仗時不可免的火花，是很正常的反應。最重要的是找原因，**讓孩子的免疫系統有機會學習與疾病作戰，藉由這個過程，孩子的免疫系統才能逐漸建構完整，體質也會慢慢變好**。反之，孩子一生病就借助抗生素讓病情趕快好轉，免疫系統沒有機會被操練，久而久之機能就怠惰了，孩子的體質也會越來越虛弱，惡性循環地三天兩頭就感冒、發燒。

小孩發燒，多半三天就會復元

我家兒子四歲時曾經連續三週發燒到39℃，但他當時的精神狀態都不錯，所以沒有立即就醫。加上「只有」淋巴結腫大、扁桃腺些微紅腫，也沒出現拉肚子、咳嗽、流鼻水症狀，小便、大便的顏色也正常，無併發嚴重的呼吸道感染，所以我判斷應該是單純的病毒感染。

這種因病毒感染而發炎的小兒疾病，西醫就診抽血時，檢驗指數都不會很高，因爲不到免疫力潰堤的程度，只是身體發炎在打戰。雖然發燒到第二週，我太太幾乎忍不住了，但是沒發燒時孩子的活動力佳、食欲好，才勉強忍耐。果然，三個禮拜反反覆覆高燒、退燒多次後，孩子的身體終於戰勝病毒，在沒有服用任何藥物的情況下，自己健康地復元了。

可能有些家長認爲，我自己是醫生可以掌握病情發展，但一般人可沒有這樣的把握。對此，我建議，小朋友發燒時，要特別觀察他的活動力好不好，一般的發燒，差不多三天就可不藥而癒，如嬰兒玫瑰疹的發燒期也是三天，厲害一點的病毒也不過是五天爲限。甚至惡名昭彰的腺病毒（除了扁桃腺會紅之外，眼睛也容易紅紅的），也是發燒五到七天就會好了。

如果孩子的體溫已經降下來了，但整個人還是病懨懨，那就不對了，這表示身體的免疫力沒能夠抵抗病毒，免疫力敗退，這時候要趕快帶去看醫生。

超過三天還在發燒，最好去診所或醫院檢查

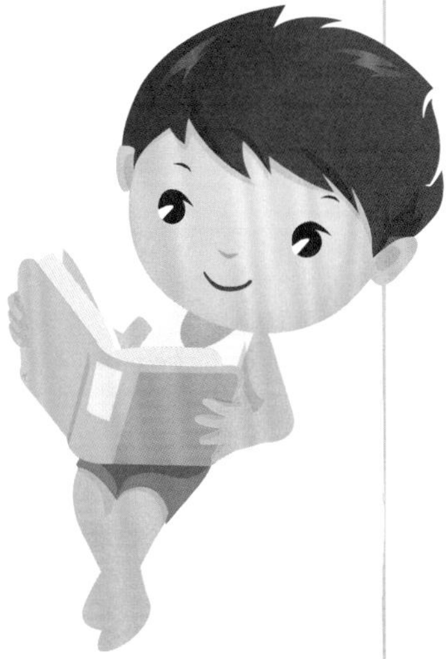

如果過了三天小朋友還在發燒，建議家長帶小朋友到診所或醫院檢查，看有沒有哪裡沒注意到。例如中耳炎，就是無法在家裡自我觀測。或是尿道炎，也需要靠尿液檢驗來確認，多半較易發生在小女生身上。

⊙「接吻病」也會讓孩子發燒

小朋友還很容易受到「EBV病毒」感染。EBV病毒是Epstein-Barr virus的英文縮寫，特色是淋巴結免疫系統會發炎，造成身體發燒，肝功能指數也會些微升高，會反覆發燒兩個禮拜

左右，再慢慢復元，終生帶有抗體。**EBV 病毒感染，很容易發生在幼稚園階段的小朋友**。

很多成年人罹患EBV病毒而不自知，通常大人只會覺得扁桃腺略為發炎，但若被病毒感染的家長跟小朋友親嘴，病毒就會侵犯小朋友的免疫系統而感染，造成淋巴結腫大，肝臟也容易發炎。有一個醫學的說法叫作「kissing disease」（俗稱接吻病，意即因親吻造成感染而發燒），指的就是大人傳染「EBV病毒」給小朋友。

⊙嚴重的病毒感染會反覆發燒、退燒

如果是很厲害的病毒感染引起的發燒，溫度通常很高，會燒到40℃又退下來，再發高燒、再降下來，反反覆覆。倘若是細菌感染沒有給予抗生素的話，一定是整天燒個不停。若給一點點退燒藥，也往往藥效一過又馬上發燒。

中醫師的退燒對策

家長往往有個迷思，覺得：「半個小時前才給退燒藥，怎麼還沒退下來？」不要急，身體需要時間吸收藥物啊！除非是從肛門給予塞劑，從腸子黏膜直接吸收會比較快，否則吃下肚的**退燒藥，通常需要一小時左右才會退燒**，最遲也應該在兩小時內退燒。

⊙中醫常用的急性退燒藥：石膏和青蒿

中藥的退熱效果沒辦法像西藥那樣快速發揮，但通常最遲也會在兩小時內退燒。若採用中醫療法，常用的急性退燒藥有「石膏」，用

於感染比較厲害的熱病，退熱的效果非常好。必要時，還會使用「青蒿」，退熱效果也很好，兩者經常一起使用。**中醫用藥時，很少會使用單一一個藥，因爲單一藥性容易有副作用，兩者以上使用則有互補的效果。**

⊙非急性的中醫退燒用藥，著重「解表」

發燒時，如果不是急症的話，中醫師經常使用的藥方爲金銀花、荊芥、防風、紫蘇葉等，幫助「解表」，讓身體的邪氣有地方可以發散出來。家長也可以看當時的症狀，**泡溫水澡幫助發汗「解表」，可讓身體稍微退熱。**

如果是扁桃腺發炎，給予退熱的椰子水也是個好方法。

⊙幫助退燒的按摩推拿法

發燒時，可以爲小朋友推拿「六腑」及「天河水」穴。往外推「六腑」穴，能幫助身體把熱氣洩掉。不過「天河水」穴則要往內推，這是唯一往內推爲瀉法的穴位，作用是「清肺熱」。

❶「六腑」穴的位置在前臂靠近小指側面，從手腕的橫紋處到手肘橫紋線，成一直線。操作的方法是，用食指、中指兩指的指腹，從肘部向前推到腕部，叫作「退六腑」。

❷「天河水」穴的位置是在前手臂的正中線，從腕橫紋至肘橫紋正中間，成一直線。和六腑相反，要從腕部向內推到肘部。

推拿時記得要隨時注意小孩的體溫，不要穿太多、太厚的衣服。

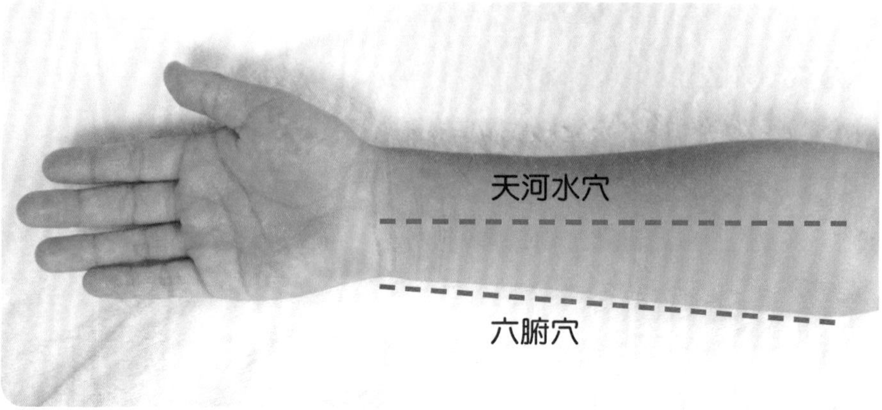

六腑穴：為長線型穴位，在前臂靠近小指側面，從手腕的橫紋處到手肘橫紋線，成一直線。
天河水穴：即前手臂的正中線，從腕橫紋至肘橫紋正中間，成一直線。

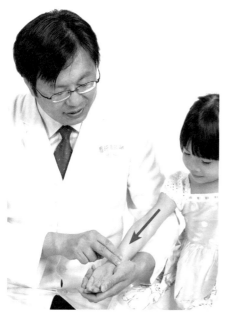

「退六腑」，用食指、中指兩指的指腹，從肘部向前推到腕部。

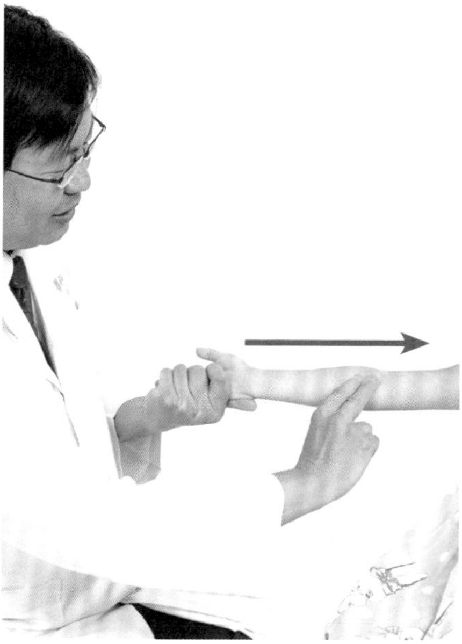

內推「天河水」，用食指、中指兩指的指腹，從腕部向內推到肘部。

Q 中醫兒科臨床常見的小兒疾病有哪些？

A 我的研究團隊過去發表在《*Complementary Therapies in Medicine*》國際期刊的研究發現，從健保就診紀錄的數據中已知，台灣小朋友看中醫的比例，2005年有22%，2010年爲21.5%，差異不大，並沒有因爲少子化而減少看中醫。其中，以六至十二歲來看中醫的比例最高。

⊙六至十二歲，看過敏、食欲不佳、轉骨

根據我的觀察，因爲六至十二歲的小朋友，有較多人有過敏、食欲不佳、生長發育問題，特別是國小高年級的孩子有轉骨方面的需求，這些都是家長認爲看中醫比看西醫有效的問題。有趣的是，看中醫的人口分布，北部還比中南部高。一方面是因爲北部的人口較多，但另一方面則顯示，北部的家長對於中醫的接受度反而高，與我們一般認爲中南部民衆可能會選擇中醫的比例較高，不太一樣。事實上在其他的研究及國外所進行的研究都發現，**社經地位高或是經濟能力更優渥的家庭，讓小朋友使用中醫藥或輔助療法的比例也比較高**。

⊙十二歲以上，看肌肉損傷、月經失調

我們的研究同時也發現，過敏性鼻炎、消化不良或厭食、肌肉損傷、月經失調這四大類疾病，兒童與青少年看中醫的比例也遠高於看西醫的比例。可能是因爲這四種問題被認爲是非急症，需要較長時間診治，所以普遍都能接受中醫的調理方式優於西醫。

Q 什麼時候給小孩吃轉骨方比較好？

A 中醫經常接觸到需要「轉骨」「轉大人」的小病患，然而，坊間許多轉骨的觀念錯誤百出，不少長輩在小朋友剛長大時就給予中藥轉骨藥，甚至有國小三、四年級就來門診要求開轉骨藥「轉大人」的。

關於小朋友「轉大人」，我的看法是：「**不要濫用或誤用轉骨藥。**」

爲什麼呢？因爲現代的小孩不缺營養，不一定要吃到那麼補。如果不了解兒童的生理與病理變化，一味地追求補腎藥轉骨，反而會讓小朋友的身高「小時了了，大未必佳」。

太早「轉大人」可能讓骨頭提早閉合，反而停止長高

我認爲，在還沒有進入青春期的孩子，**把身體的脾胃功能照顧好，更爲重要！**脾是「後天之本」，管氣血營養的來源，把脾調整好，營養就可以吸收；**而腎主管骨骼發育、生殖、泌尿系統，生殖性腺軸過早啓動，就容易造成「性早熟」**。

特別是現在坊間太多標榜轉骨中藥、中藥房獨家轉骨秘方。我也曾經在門診看到家長帶來的中藥含有鹿茸、紫河車，這些都不太適合小孩子的體質，特別是還沒發育或是剛開始發育的小孩。

有些家長以爲給孩子**吃補腎的轉骨藥**，可以提早長高，但這麼做**會讓性徵提早變明顯，骨頭也會太早閉合起來，反而停止長高了**。一開始，家長看到孩子的第二性徵提早發育，小男孩的鬍子、睪丸長出

來，小女生的胸部也開始凸出，就誤以爲吃轉骨藥有效，但長久下來，身高卻不如預期。

家長如何觀察孩子的身高是否正常成長呢？

通常，還沒有出現第二性徵之前，每一年平均要長高4～6公分，一旦第二性徵出現後，一年應該要長高8～10公分算是標準。小女生的第二性徵很容易發現，通常會在十歲左右就開始胸部發育，十二歲左右月經來潮，到了十四歲骨骼生長板趨近閉合就會開始停止生長，因此身高增長的黃金時期非常短。而男孩子有個好處是，男生的骨骼生長板要到十六歲才會趨近閉合，所以比起女生，多出二、三年時間可以長身高。

均衡的營養和充足睡眠才是長高的關鍵

小朋友要長高，需要多方面配合，包括正常飲食、作息規律、早睡早起、運動、情緒管理，各種因素環環相扣。家長如果發現孩子的生長落後，一定要找專業的中醫兒科醫師，配合相關的西醫檢查，絕不能隨便購買轉骨中藥服用。在不對的時間，透過藥物強迫孩子成長，很容易讓骨骼太早閉合，變成「揠苗助長」，對孩子的身高反而有弊無益。

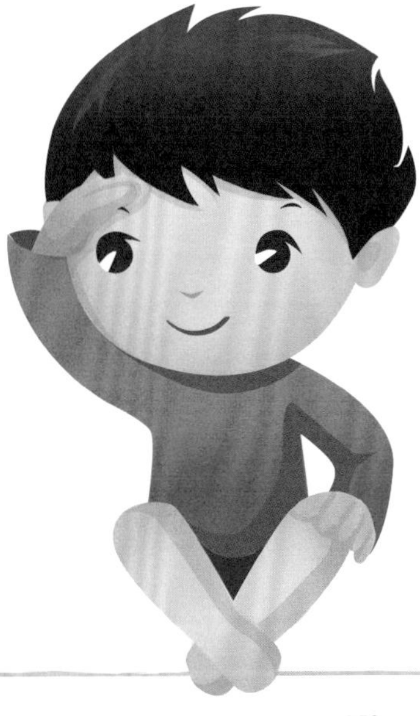

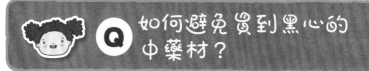

Q 如何避免買到黑心的中藥材？

A 中藥的劑量是以「分」「錢」「兩」「斤」爲計量單位，那一錢到底是多少公克呢？

單位換算如下：

1斤＝16兩＝600g
1兩＝10錢＝37.5g
1錢＝10分＝3.75g

坊間常見可食用的中藥材計量，像是黃耆、枸杞，是以3錢爲一單位，用手抓取約有一個乒乓球大小。如果不知道該怎麼買，就記住一次用量爲3錢，大約10公克左右。如果是根莖類的中藥材，因爲水分比較多，所以用量要重一點，大概是5錢左右。

一般而言，市面上販售的中藥材，以3錢劑量藥性上比較安全，比較不擔心民衆錯誤使用，同時也作一般食材使用。至於藥性強烈的中藥，則由衛生福利部所管轄，需有執照的中藥行才可販賣。

「黑心」中藥材吃了傷身的原因

常見且可入菜的中藥，如黃耆、紅棗等，依照衛福部的管理法規可以合法販售，所以就連傳統市場裡賣南北貨的攤位，或是超市都可以買到，但通常品質不是太好。

爲什麼呢？因爲，台灣目前流通的中藥材多半來自中國，而這些藥材在原產地的品質的確不錯，像是寧夏、甘肅等氣候條件很適合種植枸杞，枸杞的品質非常好，但爲了不讓枸杞在長途運輸的過程中腐敗，以及增加售價，**有些不肖業者會薰蒸硫磺避免腐敗，或是浸泡硫酸鋇增加重量，甚至有的人會添加染料讓顏色看起來更紅更飽滿**，來提高賣相。這些化學添加物吃進肚子裡反而有害。雖然台灣與中國政府有簽協定，台灣海關會不定期的抽驗，但僅是「抽驗」，並非全面性的嚴格審查每樣進口來台、在市場上零售的中藥材。

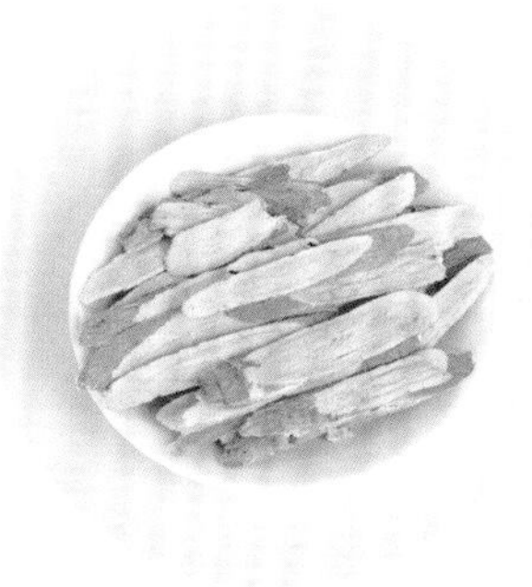

黃耆

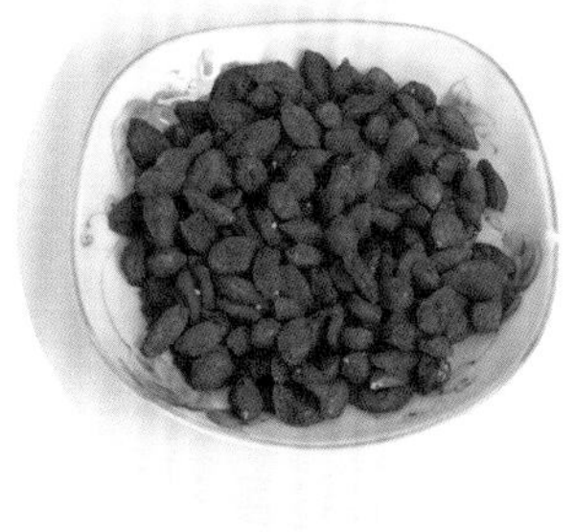

枸杞

聰明選購安心藥材

只要把握一個大原則，即是：**在老字號的中藥行購買，或指名科學中藥藥廠出品的安心藥材**。例如，北部的民眾可以到迪化街歷史悠久的藥行採買，店家的經驗老道，且爲了維護商譽，比較能抓出有問題的中藥材。比方說，經常用於女性調經、活血、腦中風、青少年轉骨的「紅花」，因爲很輕、價格高昂，有時候在中國產地會先浸泡硫酸鋇增加重量，並以染劑染到很紅、很鮮豔，**正常的紅花應該是淡紅色**

再偏一點淡黃，不應該是很鮮豔的大紅色。經驗豐富的中藥行師父，只要手一抓就會感覺出不對勁。

此外，台灣有幾家大的中藥廠也與中國的原料商簽了契作協定，規定不能噴硫磺、不能灑農藥、不能使用化學添加物等等。而且在進口到台灣之前，就先全面檢驗中藥材，合格的產品才能進口到台灣。這些「安心藥材」供給各大藥廠做成科學中藥，除了供應醫院的中醫門診外，近幾年也推出零售包裝，讓消費者在市面上就能買到，雖然售價貴一些，但讓人安心。民眾可以到老字號的大中藥行選購，或是透過台灣做科學中藥的藥廠通路，購買小包裝的安心藥材。

一般中藥材的處理方式

常用的中藥材包括，果實類如枸杞、蓮子、紅棗；根莖類如黨參、茯苓、甘草等。使用時只需以流動的水快速把表面殘留的髒汙去掉即可，不要太用力刷洗，而且水溫太高或洗太久都不好，會降低藥效。

有些比較高貴的中藥材可直接磨粉使用，例如西洋參粉（常用於治療氣喘）。在磨粉前最好先檢視一下藥材的品質。

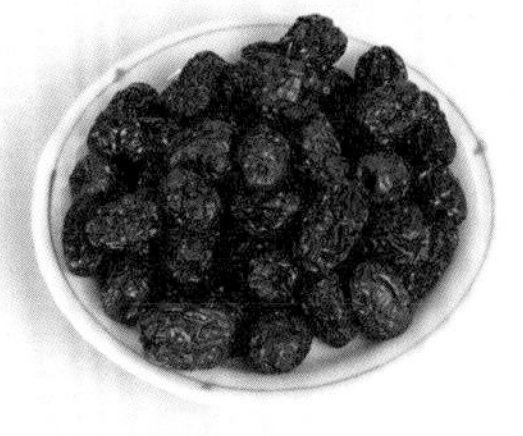

紅棗。台灣本地生產的紅棗品質良好，主要產區在苗栗一帶。

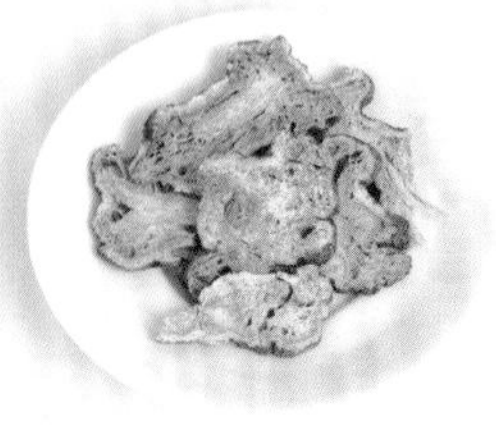

白朮

Q 小朋友適合吃人參嗎？

A 在中藥材當中，多數的藥材都會與其他藥材一起熬煮服用，才能發揮效果，但「參」是很少數可以直接單獨食用，就有補養氣血的功效，甚至可以當作食材，入湯、做菜、燉煮，例如加了「參」的四君子湯、十全大補湯等，是很多人愛用的保健補品，

人參依顏色可區分為：

❶白色的「白參」，**也叫作生曬參**，品質最好的是中國長白山的長白人參，以及吉林地區的吉林參。

❷紅色的「紅參」，**或叫高麗參**。紅參並不是長出來就是紅色的，而是經過韓國獨特的炮製法而成。韓國古名高麗，韓國人將採集下來的人參，藉由蒸與曬，再烘乾的特殊方法，製造出顏色偏紅，而且乾燥後變得結實的人參，稱爲高麗參。一般看到偏白色的人參，是沒有經過蒸的過程，而是直接曬或烘乾，保存性高。

白參、紅參通常用在體質虛弱的成年人、老人，或是大病後身體非常虛弱的小孩子，它可以溫熱補元氣，讓氣色快速恢復。至於要吃哪一種好？還是要看體質和證型，才不會補得太過頭或不足。尤其是小孩的代謝比大人旺盛，體質易虛易實，易寒易熱，如果吃到很熱的白參，或是紅參，體質可能會更燥熱，造成流鼻血現象，最好事先諮詢醫師再使用。

人參依產地可以區分為：

除了高麗參和吉林參以外，常見的以產地區分的人參尚有：

❶**西洋參，或叫「花旗參」**。產地以美國威斯康辛州產爲主，加拿大也有生產。因爲**切面粉粉的，和一般人參很俐落的切面不太一樣，所以也被稱作「粉光」**。

西洋參比較適合涼補，特別是小朋友補肺。一般人的用法都是購買已磨成粉的西洋參粉，建議各位最好是到有信譽的醫院附設中醫部或中藥行購買，避免買到原料來源不明的，或是用根部、品質較差的部位去磨粉的。可以的話，最好買整株外型完好的西洋參，請中藥行當場切片、磨粉，比較有保障。

❷**東洋參**。主要產於日本，功效和韓國的紅參不一樣，藥效比高麗參差一點，但也有補氣的作用，而且因爲比較不燥熱，小朋友可以適量食用。

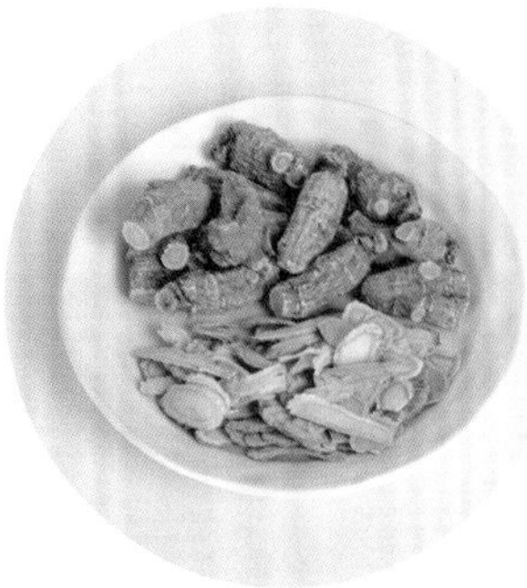

花旗參

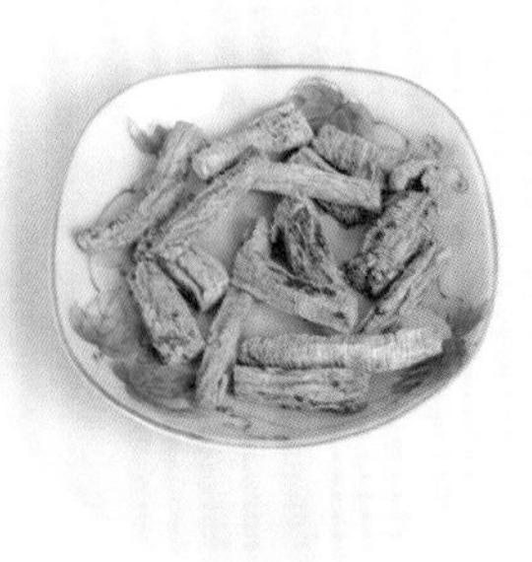

黨參

黨參、太子參都不是「人參」

❶**黨參**。不管是用來進補的或是治病的中藥材，都常會使用「黨參」，不過它並不是人參，而是桔梗科植物，有益氣生津的效果，中醫多用來「補脾」「補氣」，因爲售價相對便宜，是替代人參的平價好物。**脾胃功能差，消化不良、胃口不好的小朋友，可以用黨參入菜或入藥。**

❷**太子參**。還有一種參叫「太子參」，屬於玉竹科。和黨參一樣都可用在脾胃虛弱，不同的是，黨參是補氣，**太子參則用於脾氣虛弱、腸胃滋潤不足或是肺虛燥咳，主要功用是「滋陰補虛」**。小朋友如果肺不夠滋潤時，痰容易黏稠；脾胃不夠濕潤時，容易便秘、排出偏乾的羊大便，用太子參有補氣兼滋潤的作用。小朋友咳嗽很嚴重時，咳到痰偏乾，也適合用太子參。

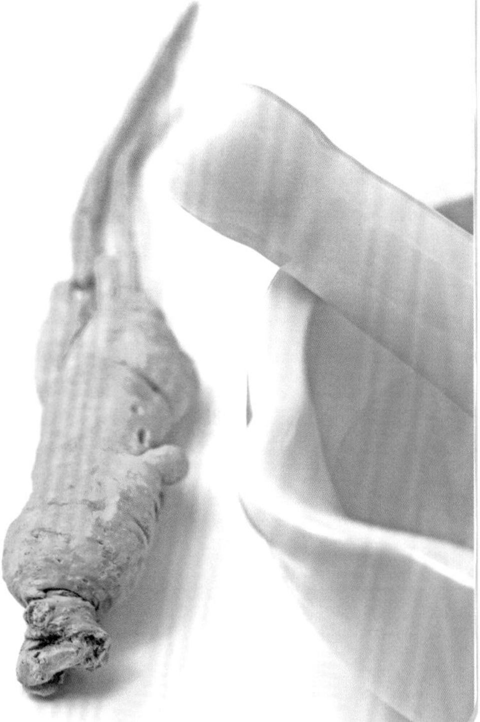

Q 健保給付的中藥比自費的中藥藥效差？

A 絕對沒有這回事！

大部分的疾病以科學中藥就可以治療，所以我的門診，多數的用藥都以健保給付的科學中藥爲主，除非是比較急的病，才給予水藥，也就是說，以中藥材煎煮水服用效果會比較好時，才會開立水藥。不過，小朋友的病症通常不需要用到水藥就能治癒，而且科學中藥也比較容易入口、好服用。

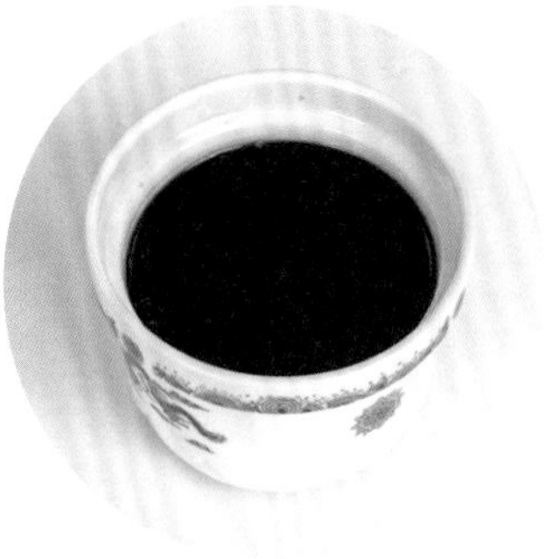

水藥

科學中藥的製法

科學中藥的製法，是先在密閉式鍋爐中，將各種藥材按比例煮成藥湯，煮完後去除藥渣，將藥湯煮到變得濃稠，稱之爲「浸膏」。接著，在另外的爐子裡加入顆粒狀的澱粉，並且持續加熱翻攪，一邊翻攪一邊用噴嘴噴出煮得十分濃稠的浸膏，澱粉顆粒會吸附中藥浸膏形成顆粒粉狀，這就是科學中藥。

藥材加熱交互作用後，才能發揮藥效

曾經有家長問我：「爲什麼藥材不能磨成粉直接拿來吃，而要將多種藥材依比例一起熬煮，再處理成顆粒狀呢？」這是因爲，**中藥材經過加熱後，藥性才能發揮交互作用，形成新的化合物，而發揮功效。**之前曾經有研究，將四物湯的四味藥材混合好一起煎煮，同時將每一味藥材分開煮，最後再混合，比較兩者的藥效，發現效果有所不同。所以，單純磨粉不加熱，或是單獨煮每一味藥最後再混合，藥效都不一樣。

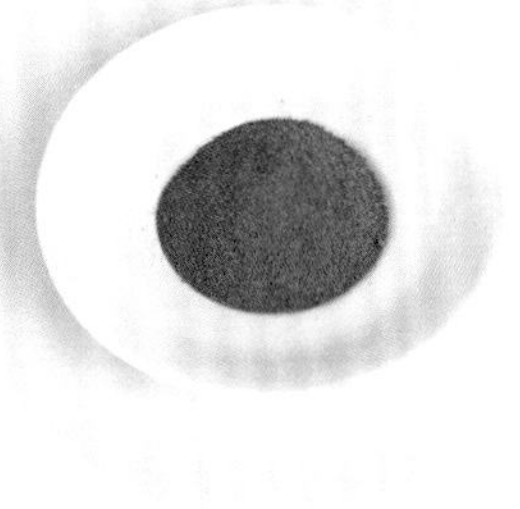

小朋友的用藥建議以科學中藥為主。

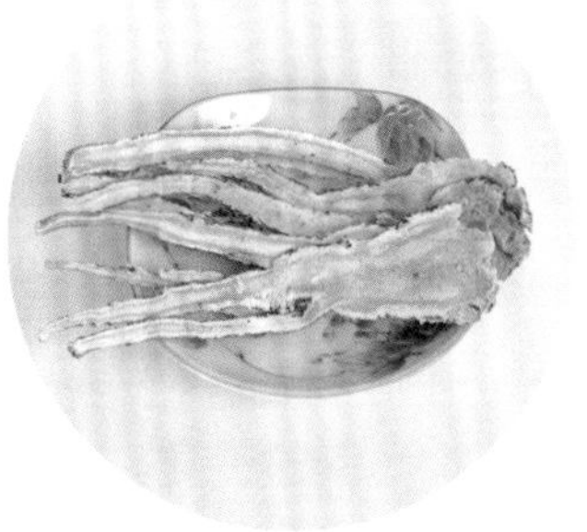

當歸飲片。切片的中藥材叫作「飲片」，意思是「可以飲用的切片」。

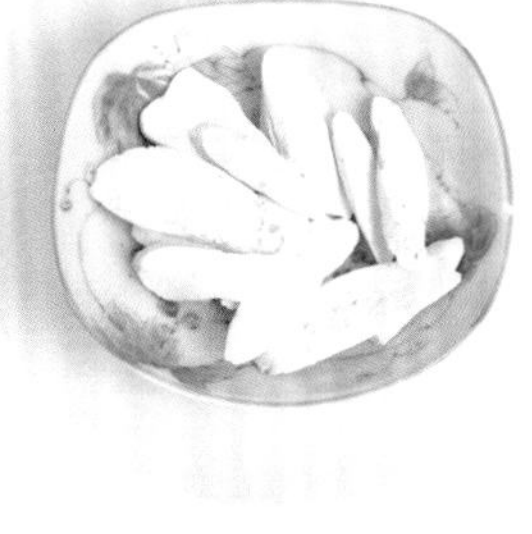

沒有經過漂白，呈現天然灰白色的白芍。

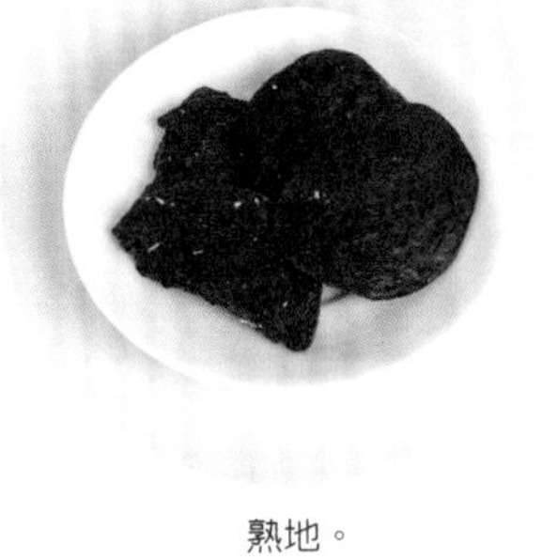

熟地。

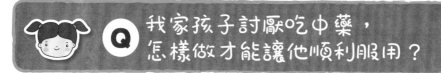

Q 我家孩子討厭吃中藥，怎樣做才能讓他順利服用？

A 大多數的小孩都不怕吃中藥！常常反而是家長太緊張，先入爲主的認爲孩子會拒絕服中藥。每次看到家長盯著中藥粉的緊張表情，我總是不忘傳授服藥小撇步，而且實踐效果還不錯。

方便入口有秘訣

在西藥的小藥杯中，倒入中藥粉，加一點點水，攪拌均勻成水糊狀，讓小朋友喝。

中藥藥粉比較大包，大人的一包通常是5公克，一天吃三次總量是15公克。小朋友的藥量則按照體重減少。譬如說一個20公斤的小朋友，一次的用藥大約是2.5～3公克左右。中醫附的塑膠小湯匙，一平匙約1公克、一滿匙約3公克。一滿匙對小朋友來說很容易嗆到，所以一次只餵一點點，喝點水後，再繼續餵，或是調在水杯裡頭，再慢慢餵。

年紀小的嬰兒，可以用吸管或針頭餵藥。小嬰兒有吸吮的反應，會自動吃下去，若是大一點的幼童，雖然會反抗，但是吞口水時也會有吞下去的反射動作。

中藥加甘草能中和苦味，而且藥效不打折

西藥常會添加甜甜的糖漿，好讓小朋友不抗拒吃藥。但是中醫卻不主張添加額外的攪味劑，尤其是甜味。爲什麼呢？因爲，**中藥有五種**

性味：甘、苦、酸、辛、鹹，每種性味的藥都有不同的療效。譬如說帶苦味的藥材，通常是用來治療發炎的，若加入甜的東西，效果會打折扣，而且「甘入脾胃」，會增加脾胃的負擔，容易生痰。比方說，本來用來治療感冒或是呼吸道疾病的苦藥，因爲加了甜味後，反而更容易生痰了。

中醫針對怕苦的人，會在藥方中多放一點甘草，甘草很溫和，能調和每一味藥。若小病患同時有消化不好的問題，也會放一點山楂、烏梅，酸酸甜甜的，吃了之後脾胃也會好一些。

真的很怕苦，可以配果汁或牛奶喝嗎？

如果小朋友眞的怕苦，我也會按照疾病的不同來提供建議，比如有「熱喘」徵兆的小孩，就可加一點白糖或冰糖，這一類糖的性質比較涼，可與體質中和。

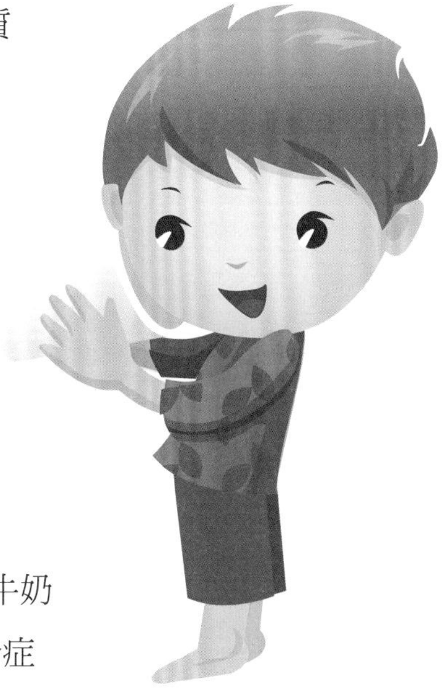

如果是「寒喘」體質的小朋友，在用藥時可以搭配溫熱一點的紅糖或楓糖水喝。蜂蜜則可用在比較熱性體質、容易便秘的小孩身上。**如果是痰比較少、咳嗽的性質是乾咳，就可以用蜂蜜；反之則不建議。**

也有家長問：「吃中藥可以配果汁或牛奶嗎？」若要配果汁喝，一定要愼選適合症狀的，例如小朋友是熱性體質，可以用水梨、柳橙汁配合用藥，寒性體質則用平性的蘋果汁。最好能在飲用前先詢問過醫師。

至於把中藥加到牛奶，則完全不建議。因爲牛奶有許多脂質與蛋白質，容易吸附藥效，最好避免，可能會讓藥物無法發揮功效，藥效會大打折扣。

給爸爸媽媽的小叮嚀：

急性感冒期間千萬不要進補

國人習慣在秋冬時節以中藥入菜來進補，在此特別提醒大家，急性感冒症狀期間千萬別進補，特別是有發燒、鼻涕黃、喉嚨痛等症狀時，一定要停下來。因為此時進補，會讓發炎加重，補的反而是病菌。

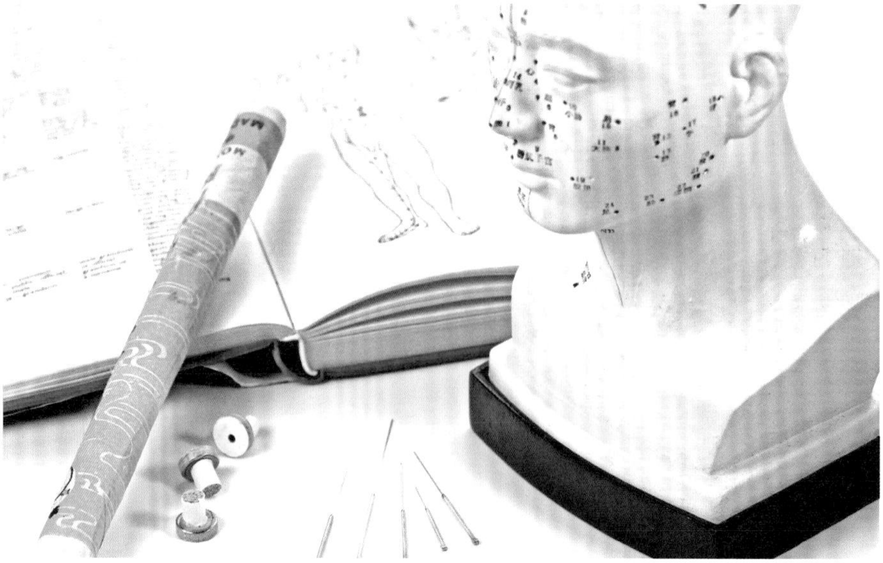

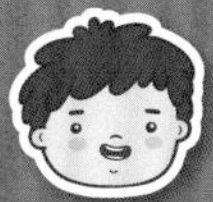

Q 成人也會過敏！孕婦要怎麼做才能避免把過敏遺傳給寶寶？

A 根據研究，每個人天生的基因都差不多，但是表現出來的基因反應，人人大不相同。有些人從一出生就有過敏反應，有些人就算有過敏基因也不會表現出來，加上飲食、作息等因素都保養得當，則終生都不會過敏。

就像我在這本書前面說的：「我們沒辦法改變先天的基因，但是我們可以把基因關閉。」**只要把體質調理到平和的狀態，就可以關閉過敏的基因，達到表觀遺傳基因改變的目的。**

但是，有些人小時候不會過敏，年紀稍大一點，甚至成年後，卻因爲種種因素使過敏基因活化了，從此一路開始過敏。這種後天引發過敏的因素包括：情緒壓力、作息不正常、忙碌、吃冰冷的東西、不忌口……等等，身體承受了過多的壞因子，而逐步形成各個部位的過敏反應。

成年後才過敏，仍有機會關閉過敏基因

只要按部就班，從藥物治療、飲食、生活作息、情緒……等各方面一起配合，努力把身體的過敏基因關掉，仍有機會讓過敏反應，不再表現出來。

⊙自我檢試一下，看看是否有過敏的體質

如果不確定自己有過敏體質，你可以檢視一下是不是曾有類似的情況發生：

□有過敏體質的家族史。

□經常有固定部位的皮膚會癢、起紅疹。

□濕熱的夏天，流汗時特別癢，非常難受。

□小時候曾經有異位性皮膚炎。

□感冒總是伴隨「咻咻」的喘鳴聲。

□經常不自覺的咳嗽，尤其半夜、清晨症狀特別明顯，或是進入冷氣房會加重咳嗽頻率。

□清晨起床後，常會連續不停的打噴嚏，喉嚨感覺有痰。

□時常覺得鼻子癢、鼻塞、眼睛癢，會不自覺地用手去搔癢。

□在整理衣物、掀開棉被時，經常忍不住咳嗽、打噴嚏。

□運動後，或是吃了冰冷食物，會劇烈咳嗽。

孕媽媽小心吃，可避免把過敏遺傳給小孩

倘若成年人過敏後才生育小孩，很容易將過敏體質遺傳給小孩。而女性如果在懷孕時，出現過敏體質，代表著母體有過敏的環境，容易讓孕育的小嬰兒遺傳到過敏的表現。所以懷孕中的準媽媽，一定要小心避開過敏原，孕期的飲食更要非常謹慎，高過敏原的食物盡量少碰，別讓吃的東西影響到母體的免疫力。

預防生出過敏兒的中醫對策

古時候的中醫很聰明，爲了不讓小寶貝生下來就罹患過敏，想出了一些好辨法，利用特別的食材降低胎兒過敏的機率，例如**讓孕婦吃黃連、珍珠粉，生出來的孩子皮膚會比較漂亮、不會長疹子**，老一輩的講法是可讓小朋友變比較白。這種說法有其道理，因爲黃連的藥性偏涼還能清熱燥濕，珍珠粉的成分也有清熱的功效，可有效減少母體體內發炎，塑造出比較好的生長環境，生出來的孩子體質也比較不會太過「濕熱」，皮膚產生發炎、過敏的機會自然少很多。

此外，曾有研究指出，孕婦如果能在懷孕期間食用益生菌，可以有效降低嬰兒罹患異位性皮膚炎的機率，即便是母親原本就有異位性皮膚炎，小朋友出生後，發作的機會也會減少一些。但是孕婦吃益生菌，對於氣喘和過敏性鼻炎的控制，是否有效果仍有待大型臨床研究證實。

對於想要吃中醫調理過敏體質的孕婦，我會建議**懷孕初期、約莫前三個月，由於體質偏虛寒，除非有安胎的必要，否則不論中西藥都要盡量減少**。總之，懷孕期的用藥最好都先諮詢專業的中醫師。

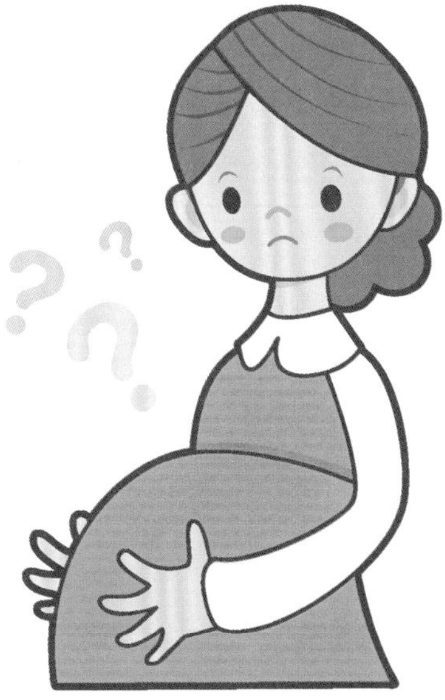

Eurasian Publishing Group 圓神出版事業機構 用心與你對話・視野無限寬廣
如何出版社 Solutions Publishing

http://www.booklife.com.tw　　reader@mail.eurasian.com.tw

Happy Body 144

6歲前，關閉孩子的過敏基因——中醫兒科名醫的獨門秘訣

作　　者／顏宏融
文字協力／林貝絲
發 行 人／簡志忠
出 版 者／如何出版社有限公司
地　　址／台北市南京東路四段50號6樓之1
電　　話／（02）2579-6600・2579-8800・2570-3939
傳　　真／（02）2579-0338・2577-3220・2570-3636
郵撥帳號／19423086　如何出版社有限公司
總 編 輯／陳秋月
主　　編／林欣儀
責任編輯／張雅慧
美術編輯／金益健
行銷企畫／吳幸芳・凃姿宇
專案企畫／吳靜怡
印務統籌／劉鳳剛・高榮祥
監　　印／高榮祥
校　　對／劉俊凱・顏宏融・張雅慧・林欣儀
排　　版／陳采淇
經 銷 商／叩應股份有限公司
法律顧問／圓神出版事業機構法律顧問　蕭雄淋律師
印　　刷／龍岡數位文化股份有限公司
2015年10月　初版
2018年6月　3刷

定價310元　　ISBN 978-986-136-435-3

我們沒辦法改變先天的基因，但是我們可以把基因關閉。
對抗過敏，西醫擅長救急，中醫則是補強的專家。
中、西醫各有不同的長處，
可以一起並用，來改善小朋友的過敏問題。

——《6歲前，關閉孩子的過敏基因》

國家圖書館出版品預行編目資料

6歲前，關閉孩子的過敏基因：中醫兒科名醫的獨門秘訣／顏宏融 著.
-- 初版. -- 臺北市：如何，2015.10
176面；17×23公分. --（Happy Body；144）
ISBN 978-986-136-435-3（平裝）
1. 小兒科 2. 中醫 3. 過敏性疾病

413.7 104016268